Sprachverständnis und Sprachbehandlung

HEILPÄDAGOGIK
aus anthroposophischer Menschenkunde

4

Schriftenreihe der Medizinischen Sektion
am Goetheanum Dornach
*Herausgegeben von Georg von Arnim,
Hellmut Klimm und Kurt Vierl*

KARL KÖNIG / GEORG v. ARNIM
URSULA HERBERG

Sprachverständnis
und
Sprachbehandlung

VERLAG FREIES GEISTESLEBEN

© 1978 Verlag Freies Geistesleben GmbH Stuttgart
Herstellung: Greiserdruck Rastatt
ISBN 3 7725 0695 X

Inhalt

Vorwort

Der Inhalt des vorliegenden Bandes ist aus dem Umgang mit sprachgestörten Kindern entstanden und als Hilfe und Anregung für die Arbeit mit solchen Kindern gedacht. Eine gewisse Kenntnis der anthroposophischen Heilpädagogik und ihrer Grundlagen ist dabei vorausgesetzt. Die einzelnen Beiträge sind unabhängig voneinander, auch zeitlich auseinander liegend, aus der persönlichen Beschäftigung der Verfasser mit den behandelten Problemen geschrieben. Sie ergeben deshalb insgesamt kein ausgewogenes Bild des geschilderten Themenkreises, sondern wollen eben als Hinweise und Anregungen verstanden werden. Überdies sollte eine Reihe der im Vortragswerk Rudolf Steiners verstreuten Angaben zu Fragen der Sprachentwicklung und -therapie zusammengetragen werden, wenn auch nur ganz unvollständig. Könnte aus all dem sich ein weiterführendes Gespräch über das Wesen kindlicher Sprachstörungen in geisteswissenschaftlicher Sicht ergeben, so wäre ein Zweck dieses Bandes erfüllt.

Die Ausführungen Karl Königs – von Hans Müller-Wiedemann und mir gemeinsam überarbeitet – stellen den Text einer Reihe von Vorträgen dar, die 1964 in Camphill/Schottland anläßlich eines sprachtherapeutischen Kurses gehalten wurden. Dieser Kurs war an sich als Anfang einer längeren sprachtherapeutischen Arbeit gedacht und sollte fortgesetzt werden. Durch die ausgedehnte anderweitige Tätigkeit Karl Königs und seinen Tod im Jahre 1966 ist das allerdings nicht mehr zustande gekommen. Man muß deshalb in Betracht ziehen, daß diese Ausführungen nur den Anfang einer viel weiter gefaßten Konzeption bilden. Dennoch sind darin grundlegende Auffassungen Karl Königs enthalten, aus langjähriger intensiver Beschäftigung mit Sprachproblemen, besonders auch in ihrer pathologischen Erscheinungsweise, hervorgegangen. Es mag erlaubt sein, hier auf ein Nachwort hinzuweisen, das König einer Ausgabe* von Herders Schrift «Über den Ursprung

* J. G. Herder, «Über den Ursprung der Sprache», Denken – Schauen – Sinnen Nr. 33/34, Stuttgart 1965.

der Sprache» angefügt hat. Dort klingt manches in mehr theoretischer Formulierung an, was in den hier abgedruckten Vorträgen auf stark bildhafte Weise wiederkehrt. Die von König im heilpädagogisch-sprachtherapeutischen Zusammenhang verwendete bildhaft-imaginative Ausdrucksweise ist, wenn man sie als solche aufnimmt, außerordentlich hilfreich zur Anregung und Kräftigung der eigenen unmittelbaren Beobachtung und Erlebnisfähigkeit der im Kinde sich entfaltenden oder eben auf irgendeine Weise gestörten Sprachprozesse. So finden wir in dem erwähnten Nachwort die Anschauungen über jenen Bereich, der von König als Logos bezeichnet wird; über das – dem gegenüber ganz anders geartete – Wesen der Sprache und ihre Bezogenheit auf die Landschaft; schließlich über den schöpferischen und individuellen Charakter des Sprechens. Sicherlich hat unter anderem die Auseinandersetzung mit Herders Schrift eine wesentliche Bedeutung für Karl König gehabt. Am stärksten wirksam in ihm war aber wohl doch immer wieder das Erleben des in seiner Sprachentwicklung gestörten Kindes.

G. v. Arnim

KARL KÖNIG

Sprache und Sprechen

I

Bevor wir auf die einzelnen Gebiete der Sprache und des Sprechens eingehen können, müssen wir von vornherein ganz deutlich und klar zwei Dinge auseinanderhalten. Das eine ist die *Sprache* und das andere ist das *Sprechen*. Es gibt keine Verständigung, es gibt auch keine Einsicht in alles das, was wir nun miteinander tun und erarbeiten wollen, wenn wir Sprache und Sprechen durcheinanderwerfen, beide auch im Erleben durcheinanderwerfen. Die Sprache ist etwas ganz anderes als das Sprechen. Auch wenn ich Sprache spreche, ist die Sprache etwas anderes. Beide sind für den Erkenntnisprozeß deutlich voneinander geschieden. Ebenso müssen wir im therapeutischen Bereich Sprechübungen und Sprachübungen unterscheiden. Das sind zwei vollkommen verschiedene Dinge.

Wenn ich jetzt also spreche, dann spreche ich eine Sprache – das ist selbstverständlich, sonst könnte ich nicht sprechen, und Sie würden mich nicht verstehen. Aber ebensowohl für das Erkennen als auch im Hinblick auf das Therapeutische und auf die Anschaulichkeit ist Sprache und Sprechen ein Zweifaches. Denn die Sprache lebt ganz woanders als das Sprechen. Die moderne Naturwissenschaft und die moderne Naturanschauung, und daraus folgend auch die moderne Philosophie, sind davon überzeugt, daß nur dort, wo gesprochen wird, Sprache besteht. Das ist aber ein grundlegender Fehler. Die Sprache, um es in einem Bild zu bringen, ist wie die Decke dieses Raumes; dem Sprechen entspricht das Übrige dieser Räumlichkeit. Beide zusammen bilden ein Ganzes. Das kommt dann zustande, wenn ein Mensch zu einem anderen oder zu einer Gruppe von anderen Menschen spricht. Aber Sprache und Sprechen – das sind zwei voneinander verschiedene Dinge. Da ist das erste, daß wir diese Zweiheit, die eine grundlegend wichtige ist, auseinanderhalten.

Sprechen kann nur der Mensch. In der Art, wie er es tut, spricht kein anderes Wesen. Weder die Tiere noch die Engel. Die Engel sprechen ganz anders; auch alles, was sonst belebt und beseelt ist, hat eine andere *Sprache*.

Wir können aber dabei bleiben, daß wir sagen: *sprechen* kann nur der Mensch. Wenn er spricht, dann spricht der ganze Mensch. Da spricht nicht nur der Kehlkopf, sondern da spricht der ganze Mensch von unten bis oben und von hinten bis nach vorne, der ganze Mensch spricht. Auch von innen nach außen, vom physischen Leib bis zum Ich und vom Ich bis zum physischen Leib. Das wollen wir lernen zu verstehen und zu erleben, daß, wenn man spricht, man sich doch als ganzer Mensch nicht verbergen, sondern offenbaren soll. Man merkt es ja sofort, wenn jemand hinter seiner Sprache zurückbleibt, das wird sofort ansichtig.

Dazu kommt noch etwas Weiteres. Auch wenn der Mensch nicht spricht, ist er doch ein sprechender. Wenn ich z. B. nichts sage, was man ja gewöhnlich im Schlaf tut, bin ich trotzdem ein sprechender Mensch; ich muß nur aufwachen und sprechen. Durch diese drei Formulierungen:

> der sprechende Mensch;
> der als ganzer Mensch sprechende Mensch;
> der auch dann, wenn er nicht spricht,
> sprechende Mensch;

läßt sich allmählich begreifen, daß Menschsein Sprechen und Sprechen Menschsein heißt.

Rudolf Steiner hat in einem grundlegenden Vortrag über die Sprache (1) im Januar 1910 darauf hingewiesen, daß der gesamte Mensch auf die Sprache hinorientiert ist; der Kehlkopf ist das Zentralorgan und bestimmt den übrigen Menschen. Natürlich bestimmt auch der Mensch den Kehlkopf, weil der Zusammenhang ein organisch-lebendiger ist.

Also halten wir fest: der Mensch ist ein Sprechender, als sprechender Mensch ist er erst Mensch. Die Sprache ist etwas anderes. Daraus resultiert, daß, wenn ein Kind nicht sprechen lernt, dies auf zweierlei beruhen kann – entweder hat es keinen Anteil an der Sprache oder es kann nicht sprechen. Es muß also festgehalten werden, daß eine Sprachunfähigkeit oder eine Sprachstörung entweder darauf beruhen kann, daß die *Sprache* selbst nicht *erreicht* wird oder das *Sprechen gestört* ist. Das Sprechen kann gestört sein, bei der Sprache handelt es sich um ein Nichterreichen, um ein Nichterlangen.

Die Sprache an sich ist etwas, was wir mehr und mehr in unseren Ideenbereich aufnehmen müssen. Wenn ein Menschenkind geboren wird, dann fängt es nach kürzester Zeit zu lallen an, und wenn man alle Silben, die es lallt, aufzeichnet, dann findet man, daß es in diesen Silben viel mehr Vokale und Konsonanten zur Verfügung hat, als wir für gewöhnlich kennen.

Denn jedes Kind ist dazu veranlagt, nicht nur Deutsch oder Französisch oder Holländisch zu sprechen, sondern es ist dazu veranlagt, alle anderen, auch alle noch nicht geborenen und alle schon vergangenen Sprachen sprechen zu lernen.

Man wird als sprechender Mensch nicht als Franzose oder Schwede, sondern man wird als menschheitlicher Mensch geboren. Das heißt, erst wenn um das Kind herum die Muttersprache erklingt, wird das, was es als Ganzes mitbringt, eingeengt. Und das, was es als Ganzes mitbringt, gehört noch nicht zur Erde, sondern es gehört zu jener Sphäre, die die Erde umgibt als Hydrosphäre, Atmosphäre usw. Weit draußen in dieser Sphäre lebt die Sprache; sie ist um uns herum. Dort ist die *Sprache*. Nicht Deutsch, Französisch, Englisch, sondern die Sprache. Und so wie das Sprechen zum Menschen, so gehört die Sprache zum Erdenumkreis.

Wenn Sie da hinausgehen und durch diese Bäume hindurch über die grünen Wiesen sich dem Fluß zuwenden, den Hügeln dahinter, den Wolken und dem Himmel, dem Gras und den Tieren und was da sonst ist, dann erleben Sie etwas – wenn Sie über 14, 15 Jahre alt sind –, das man nur mit einem Wort ausdrücken kann, nämlich mit dem Wort Landschaft. Das ist Landschaft und diese Landschaft wechselt, wohin Ihre Füße Sie tragen.

Sie kann öde oder angefüllt sein, hochmütig oder einfach. Diese unendlichen Verschiedenheiten der Landschaft sind nichts anderes als der Ausdruck der Sprache. Es ist die über die ganze Erde hinwellende, wirkende Sprache. Sie erleben die Silben der Berge und Wolken und Sträucher und Bäume, der Hügel und Tiere. Alles das spricht, und jeder Mensch ist seiner Sprache gemäß in die Landschaft hineingeformt, in der er aufwächst. Bis in die Grammatik, bis in die Melodie des Satzes, bis in die Stellung der Worte, bis in die die Sprache begleitenden oder grundierenden Gesten lebt im sprechenden Menschen die Sprache der Landschaft.

Was ist denn ein Dialekt? Das, was ich gerade zu beschreiben versucht habe – ob der Wind stärker oder schwächer weht, ob das Meer weit ausgebreitet ist und der Himmel in die Unendlichkeit hineinragt. Das beeinflußt nicht so sehr das Denken jedes darin lebenden Menschen, sondern das beeinflußt die Sprache, die er zu sprechen beginnt. Und es ist erst die Sprache, die er zu sprechen beginnt, nämlich seine Muttersprache, die sein Denken konturiert. Wenn wir denken, dann denkt unsere Muttersprache in uns unsere Erlebnisse und unsere Erinnerungen. Wir sind ja alle nicht nur dadurch Individuen, daß wir frei sind, sondern ebenso dadurch, daß jeder von uns eine andere Vergangenheit hat.

Im Erdenumkreis, wenn die Sonne untergeht und die Nacht erscheint, Fixsterne und Planeten sich offenbaren, da erscheint der Logos. Wenn man das sagt, dann werden Sie empfinden, daß die gesamte Welt auf Sprache und Sprechen aufgebaut ist. Das Sprechen ist der Mensch auf der Erde; die Sprache ist der Umkreis; der Logos ist der Kosmos – das können wir manchmal erahnen.

Lassen Sie mich auch hier etwas schon früher Erwähntes wiederholen, das uns in unser Thema weiter hineinführt. Der sprechende Mensch ist der, der aus Worten Sätze bildet, die Sprache ist das, was aus Silben Worte bildet. Der Logos formt aus Konsonanten und Vokalen die Silben.

Das Einzelne ist das Höchste; wo man Beistriche und Punkte machen kann, ist das Niedrigste. So ist die Sprache aufgebaut. Der sprechende Mensch formt aus Worten Sätze, und die Sätze bilden das, was er sagt. Die Sprache formt aus Silben die Worte. Der Logos – wir können auch sagen die Ursprache – bildet aus Konsonanten und Vokalen dasjenige, was in der Sphäre der Sprache zu Silben wird. Das ist Landschaft. Sehen Sie:

«Nichts ist drinnen,
Nichts ist draußen,
Denn was innen,
Das ist außen».

Alles ist Sprache. Das ist die Bestimmung der Erdentwicklung, daß sie von innen und von außen auf Sprache hingeordnet, wir könnten auch sagen, hinbeordert ist.

Nun gehen wir ein Stück weiter und betrachten die menschliche Gestalt: Kopf, Brust, Gliedmaßen. Wo sind, wo wirken darin der Logos, die Sprache, das Sprechen?

Die Gliedmaßen reichen hinaus in die Weite der Welt. Sie sind ja so aufgebaut, nicht wahr, daß sie, besonders die Finger und Zehen, wie «Antennen» aus der Weite hereinnehmen, was Vokal und Konsonant ist. Das heißt also, durch die Gliedmaßen sind wir mit der schaffenden Kraft des Weltenwortes verbunden.

Dasjenige aber, was als Atem- und Herzschlag innerhalb der Brustorganisation lebt und zugleich als Atem vom Umkreis der Erde hineinkommt, das ist die Sprache. Nur das, was über die Brustorganisation, die bis zum Hals reicht, herausragt, nämlich das Haupt des Menschen – das ist das Sprechen. So haben wir im Menschen zusammengefaßt das Weltenwort, die Erdensphärensprache und das Sprechen.

Damit stehen wir vor der wichtigen Frage: Wieso ist das Sprechen dann eine motorische Leistung? Es steigt doch von unten hinauf! Aber es steigt nur dann von unten hinauf, wenn von oben die Formung herunterzieht, wenn nämlich das Sinnes-Nervensystem dasjenige formt, was von außen durch die Glieder und von der Mitte durch den Atem einstrahlt. Das ist eine weitere Grundlage für unsere Bemühungen.

So finden wir also das, was wir als die Dreigliederung des Wortes bezeichnen können, im dreigliedrigen Menschen repräsentiert. Unsere Gliedmaßen stellen jene «Antennen» dar, durch die Konsonanten und Vokale einströmen. Deshalb können wir mit unseren Gliedern Eurythmie machen. Eurythmie besteht ja in gewissem Sinne aus dem, was wir das Weltenwort nennen können. Es wird dann durchatmet durch die Sprache, es wird geformt durch den sprechenden Menschen. Der sprechende Mensch aber ist der Mensch mit Haupt, mit Hirn und Sinnen, mit der Formkraft, die zur Formulierung von Sätzen, Worten usw. führt.

Wir sind nun beim Kopf angelangt. Da haben wir «endlich» den sprechenden Menschen. Dieser Kopf ist allerdings einer von vielen Köpfen, die wir an uns tragen. Wir haben nicht nur diesen einen Kopf, wir haben auch einen Kehlkopf, der ja auch ein Kopf ist. Der erstere ist geschlossen, der Kehlkopf aber ist nicht geschlossen, er ist offen. Deshalb können Sie hören, was ich rede – aber Sie können nicht hören, was ich denke. Weil der Kopf geschlossen ist, wurde das Denken unhörbar, weil der Kehlkopf offen ist, kann man die Sprache hören.

In Urzeiten, als unser Kopf etwa einer Art Schale glich, da war Sprechen und Denken noch Eines, da waren sie noch nicht getrennt. Erst als sich das Haupt zu schließen begann, mußte darunter etwas Offenes entstehen – das war der Kehlkopf. Wenn ich Ihnen erzählen sollte, wie der Kehlkopf embryologisch entsteht, dann müßte ich Ihnen sagen, daß er gar keine Vorstufen hat. Er entsteht plötzlich, wie wenn in dieser Gegend im Embryo etwas zusammenschießen würde; dann formen sich die einzelnen Kehlkopfteile. Das gibt es sonst nur noch bei der Milz, aber da hat es einen anderen Grund.

Sprechen wir einmal von diesen beiden Köpfen. Sprechen wir zuerst von dem großen Kopf, der geschlossen ist. Ich will ihn von der Seite aufzeichnen, allerdings nur den Gehirnschädel, nicht den Gesichtsschädel (Abb. 1). Er sitzt auf der Halswirbelsäule. Und nun ist da der andere Kopf, der kleine, der Kehlkopf. Er sitzt auf der Luftröhre, die in die Lunge hinunterführt. Sie können sehen, wie Kopf und Kehlkopf in ihrer Lage vergleichbar sind, nur

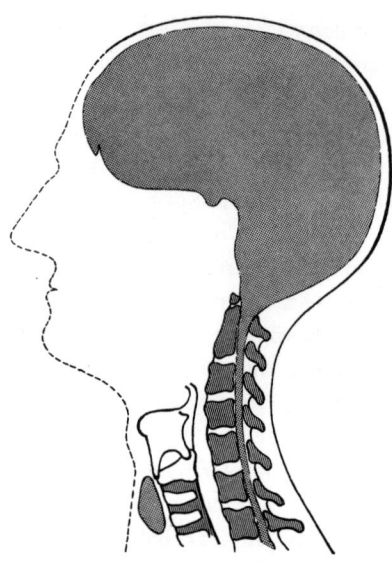

schaut der eine nach vorn und der andere nach hinten. Der denkende Kopf und der sprechende Kopf verhalten sich eigentlich so zueinander wie Mutter und Kind; auch in der Größe verhalten sie sich etwa so wie ein kleines Kind zur Mutter.

Nun bedenken Sie folgendes, und ich bitte Sie, das sehr behutsam zu tun. Die Entwicklung muß so angesehen werden, daß etwas vom Gehirn sich «durchgestülpt» hat und nach vorne ging. Das, was da im Hinterhaupt ist, hat sich nach außen durchgestülpt, so daß also ein Teil des Gehirns sich vorne anlegte; das ist die Schilddrüse. Im Gehirn liegen die der Schilddrüse entsprechenden Bildungen. Dazu gehört, daß die Luft das Hinterhaupt von außen umströmt; den Kehlkopf durchströmt sie von innen*.

> «Nichts ist drinnen,
> nichts ist draußen,
> denn was innen,
> das ist außen».

Wie die beiden Köpfe miteinander wirken und arbeiten, der schweigende und der redende, das soll uns im folgenden beschäftigen.

* König bezieht sich hier auf die Darstellung einer grundlegenden Metamorphose innerhalb der menschlichen Gestaltbildung durch R. Steiner im ersten Vortrag des Heileurythmiekurses (2). Zum besseren Verständnis sollte diese Stelle im Original nachgelesen werden.

II

Wir sind nun gewissermaßen an den Mittelpunkt des menschlichen Sprachprozesses herangetreten, und zwar an jene Metamorphose, auf die Rudolf Steiner im Beginn des Heileurythmie-Kurses (2) hingewiesen hat. Es ist die Metamorphose, durch die aus dem Hinterhaupt der Kehlkopf sich entfaltet, man könnte auch sagen, durch die aus dem Kehlkopf das Hinterhaupt sich bildet. Wir sagten, der Kehlkopf ist offen, dadurch hören wir das gesprochene Wort. Das Haupt ist geschlossen, dadurch ist das, was wir denken, nicht hörbar. Trotzdem offenbart es sich im gesprochenen Wort.

Wir wollen nun versuchen, die beiden Richtungen zu beschreiben, die Wirkensrichtungen, aus denen das eine und das andere sich entwickelt. Der Kehlkopf bildet sich von unten nach oben, und von oben nach unten formt sich alles, was vom Hinterhaupt einschließlich des Gehörbereiches ausstrahlt. Beide Richtungen treffen sich an einem ganz bestimmten Punkt. Dieser «Punkt» ist sehr ausgebreitet; er ist mächtig und gleichzeitig zart gestaltet. Dieser «Punkt» ist nichts anderes als unser Hals.

Wenn Sie die Muskeln des Halses studieren, bemerken Sie, wie die wesentlichen Muskeln von hinten oben nach vorne unten gehen. Die ganze Halsorganisation ist im Grunde genommen dergestalt, daß das von hinten heran und das von unten nach oben Strömende sich findet.

In diesem Finden aber entsteht ein Neues; man könnte vielleicht auch sagen ein Kind, nämlich eben der Hals. Am Hals eines jeden Menschen, aber auch am Hals der Giraffe und des Schwanes, am Hals der Singvögel, ebenso am eigentlich fehlenden Hals, sagen wir, eines Ochsen oder eines Stieres, da kann man genau das Verhältnis dieser beiden Richtungen bemerken.

Diese beiden Polaritäten müssen wir charakterisieren. Darin spielt sich jener wunderbare Prozeß ab, von dem wir noch zu sprechen haben werden. Denn nur, wenn wirklich in unser Erlebnis eintritt, daß von oben nach unten und von unten nach oben etwas zusammenfließen muß, um überhaupt das Sprechen zu ermöglichen, erst dann beginnen wir zu begreifen, was eigentlich vorliegt.

Fragen wir uns nun: Was wird denn repräsentiert in jenem, das von oben nach unten, und in dem, was von unten nach oben strebt? Erinnern Sie sich, wie wir vom Sprachraum, in welchem die *Sprache* waltet, gesprochen haben. Jener Raum, der eigentlich alles dasjenige erfüllt, was wir mit der Seele als Landschaft erleben. Jener Raum, in den in der Nacht die Sterne eintreten, der Mond scheint, am Tag die Sonne, die Wolken ziehen, die Gewitter, die

Winde, der Regen – alles das ist jener große Mantel, jenes unendlich vielfältige Kleid der Erde, in welchem Sprache webt und lebt. Jene Sprache, aus der die Silben der Welt gebildet werden.

Diese Sprache, sie tritt im Menschen auf in zweifacher Art. Sie bricht sich sozusagen an jener Stelle, an der das von oben und das von unten Kommende sich treffen. So erscheint sie als die *gesprochene Sprache* und gleichzeitig als die *gehörte Sprache*. Sie könnten nicht sprechen und Gesprochenes nicht begreifen, wenn Sie nicht das vollziehen würden, was *gesprochene* Sprache ist. Das, was ich jetzt handhabe, das ist die gesprochene Sprache. Und daß es eine *gehörte* Sprache gibt, das nehmen Sie wahr. Solange Sie nicht den Mund zum Sprechen auftun, hören Sie; gleichzeitig höre auch ich, was ich spreche. Beide Vorgänge müssen wir unterscheiden lernen. Denn Sie hören nicht genau das, was ich spreche, sondern Sie hören das, was in Ihnen von meiner Sprache nachklingt wie ein Echo.

Ich höre «mein eigenes Echo», wenn ich spreche. Nur wenn das Gehörte und das Gesprochene dauernd so ineinander weben, wie das bei dem hörenden und sprechenden Menschen der Fall ist, nur dann ist reden möglich. In dem Moment, wo das eine oder das andere gestört ist oder fehlt, gelingt es schon nicht mehr.

Das ist außerordentlich kompliziert, denn Sie müssen sich vorstellen, ich höre – das gehört zur gehörten Sprache –, verstehe, begreife, was der andere sagt durch meinen Hör-, Wort- und Gedankensinn. Ohne daß diese drei ineinander, miteinander wirken, ist nichts getan. Das alles ist gehörte Sprache. Was demgegenüber gesprochene Sprache ist, darüber werden wir noch zu denken haben. Beide zusammen machen es möglich, daß wir uns jetzt hier miteinander unterhalten können.

Wenn nun zwei Leute miteinander reden, vollzieht sich folgender Prozeß, den wir durchaus berücksichtigen müssen: Wenn mein Kehlkopf in Vibration kommt dadurch, daß ich spreche, dann versetzt er Ihren Kehlkopf sofort auch in Vibration. Ich könnte nicht einmal «Grüß Gott» sagen, ohne daß Ihr Kehlkopf in demselben Augenblick in der Resonanz meines Wortes erzittert. Wenn das nicht so wäre, verstünden Sie nicht, was ich sage. Es verbindet sich auf diese Weise das, was ich aus meinem Sprechen verstehe mit dem, was Sie verstehen. Dadurch verstehen wir uns. Möglich wird es dadurch, daß das von oben Kommende und das von unten Kommende sich verbinden, um im Bild des bisher Gesagten zu bleiben. Bedenken Sie die Vielfalt dieses Geschehens, bedenken Sie die möglichen Komplikationen!

Nun ergibt sich die Frage: «Was» hört denn eigentlich, wenn wir sprechen? Wir müssen zunächst sagen, der Hörsinn, der Wortsinn und der Denksinn.

Das ist zweifellos so – aber wo sind die verankert? Was geschieht denn da? Ehe wir eine Antwort darauf geben können, müssen wir uns ganz kurz mit dem Prozeß des Hörens beschäftigen.

Das Hören ist kein einfacher, sondern es ist ein vierfacher Prozeß. Ich muß das immer wieder hervorheben. Wir haben ein vierfaches Ohr. Denn genauso, wie der ganze Mensch spricht, so hört auch der ganze Mensch. An das Ohr ist ein vierfacher Apparat angeschlossen. Wir hören nämlich Geräusche, und das ist etwas ganz anderes wie das Hören von Klängen; dieses unterscheidet sich wiederum vom Hören von Lauten; und schließlich ist der vierte andersartige Bereich das Hören von Tönen.

Vierfaches Hören: Töne
  Laute
  Klänge
  Geräusche

Mit Tönen meine ich die musikalischen Töne. Als Laut bezeichnet man alles das, was aus dem Innern eines lebendigen Wesens herauslautet. Der Vogel singt nicht in Klängen, sondern er singt in Lauten, die manchmal zu Tönen werden. Unsere Sprache, das Bellen eines Hundes, das Muhen einer Kuh, das Miauen einer Katze, das Brummen eines Bären – das alles sind Laute.

Klang ist das Rieseln des Baches, das Rauschen des Windes, das Zusammenschlagen von Holz auf Holz, Metall und Metall, Holz und Metall usw. Das Erklingen von Glocken ist Klang. Und Geräusche ist das Übrige. Fußtritte, damit kann ein bißchen Klang verbunden sein, wenn ein Mensch schreitet; aber das Rollen eines Rades z. B., das ist Geräusch.

So finden Sie viele taube Menschen, die nur Geräusche hören, aber keine Klänge, Laute, Töne; andere, die nur Klänge hören, aber keine Laute usw.

Für jedes dieser Elemente sind eben vollkommen verschiedene Organe nötig. Wir hören z. B. das Geräusch mit dem äußeren Ohr und mit der Haut. Wir hören Klänge mit einem ganz anderen Organ, nämlich mit dem Mittelohr und den Wassern, die das Innenohr erfüllen (dem Liquor). Wir hören die Laute, wir hören das gesprochene, das geschriebene, das gelispelte und gesäuselte Wort mit der Luft, die aus dem Kehlkopf durch die Eustachische Röhre an das Mittelohr heranzieht.

Anatomisch besteht auf solche Weise bekanntlich eine direkte Verbindung zwischen Kehlkopf und Mittelohr. Dieser Luftorganismus versetzt das ganze Skelett des Hauptes in Vibration. Das Skelett des Hauptes! Und dieses Hauptesskelett, es ist der Träger, der Conductor, der das gesprochene Wort in das gehörte Wort wandelt. Durch die innere Luft und durch die äußere Luft tritt das Wort an jenes wunderbare Gebilde heran, welches das Schädelskelett ist.

Schauen wir uns das einmal an; es wäre sozusagen vom «technischen» Standpunkt aus vollkommen unnötig, daß der Schädel so kompliziert gebildet ist. Eine einfache Kugel würde genügen. Aber da ist nun das Schädelskelett, das so kompliziert ist. Das ist deshalb der Fall, weil es Auffangorgan ist. Es ist eigentlich das gebildete, das geformte Menschenwort, und weil das so ist, kann es leise erklingen. Man hat das heute dadurch herausgefunden, daß in dem Augenblick, wo das gesprochene Wort gehört wird, ganz besondere Induktionsströme im Knochen erregt werden. Sie zeigen ein Vibrieren des Knochens an.

Da ist nun jene Struktur, jenes Hinterhaupt, von dem wir gesprochen haben. Von diesem Hinterhaupt ziehen zwei Knochen, die Felsenbeine, zur Mitte der Schädelgrube. Das sind die Knochen, in die das innere Ohr eingesenkt ist.

Diese Gebilde sind so orientiert, daß sie auf der anderen Seite zum Mittelohr, zum Gehörgang hinaufweisen.

Also der ganze Kopf – aber zentriert im Hinterhaupt – ist jenes Organ, welches die gehörte Sprache vermittelt. Tiefer unten im Kehlkopfbereich verdichtet sich das dann, beginnt zu sprechen. Die beiden Ströme – ineinanderfließend, von oben und von unten kommend – formen das Zentrum des sprechenden Menschen. Können Sie sehen, wie in diesem Geschehen Raum und Zeit überwunden werden? Denn eine Distanz vom Sprechenden zum Hörenden tritt nicht mehr in Erscheinung, spielt keine Rolle. Wir erleben aneinander, was wir wollen, wünschen, denken. Der sprechende und der die Sprache vernehmende Mensch werden eins, sind nicht mehr zwei. Die Sprache bindet die Menschen zusammen über Raum und Zeit hinweg. Das wird durch dieses Organ vermittelt.

Nun fügen wir noch einen letzten Gedanken hinzu. Über dem Kehlkopf liegt im Hals das Zungenbein, und über dem Zungenbein erhebt sich der Unterkiefer. Man kann empfinden, wie das von unten nach oben sich entfaltet, gewissermaßen erblüht. Es ist ein Prozeß des Blühens, wenn ich spreche. Daher ersteht dieses seltsame Gebilde, nämlich – verzeihen Sie, wenn ich das so ausdrücke – die Blüte der Lippen. Da erscheint das Wort.

18

Von oben kommt ihm entgegen das andere, das gehörte Wort. Das Keilbein, das der Zentralknochen des Schädels ist, überdeckt die ganze Region des Kehlkopfes. Es macht einen Eindruck wie ein Schmetterling! Nun sehen Sie, da handelt es sich um etwas wie einen Bestäubungsprozeß. Der Schmetterling und die Biene, die Käfer und Hummeln sammeln den Blütenstaub und übertragen ihn auf die Blüten; dadurch kommt jene himmlische Befruchtung zustande, die den Samen der Pflanzen bildet. So vollzieht sich im Menschen das Zusammenspiel zwischen gesprochenem und gehörtem Wort.

Ein Vers Rudolf Steiners kann an dieser Stelle eingefügt werden (3):

«Schaue die Pflanze!
Sie ist der von der Erde
gefesselte Schmetterling.
Schaue den Schmetterling!
Er ist die vom Kosmos
befreite Pflanze».

Da ist, was wir auf die geschilderte Weise in uns tragen, draußen ausgebreitet in Pflanzen und Insekten. In uns ist es die Blüte des Sprechens und der Schmetterling der sich niedersenkenden, gehörten Sprache; diese beiden sind das Menschenwort.

III

Der Spruch Rudolf Steiners, den wir verwendet haben, sollte uns dazu dienen, nicht den Sprachprozeß zu erklären, sondern ihn anzuschauen.

Wir haben versucht, das so darzustellen, daß wir sagten: von unten her das gesprochene Wort – es ist ein Pflanzliches; und von oben her das gehörte Wort – es ist gleichsam ein mehr Schmetterlinghaftes, Insektenhaftes. So daß man vielleicht, wie in einer Metamorphose, dieses Wort von Rudolf Steiner so verwandeln könnte:

Schaue das gesprochene Wort!
Es ist die an den Atem
gefesselte Sprache.
Schaue die gehörte Sprache!
Sie ist das vom Haupt
befreite Wort.

Wir müssen mehr und mehr alles das zu sehen lernen, was mit dem sprechenden Menschen zu tun hat – jenes von unten kommende gesprochene Wort und das von oben kommende gehörte Wort und beide in Verbindung miteinander zu dem sich formend, was Sprache im Menschen ist.

Das von unten kommende gesprochene Wort ist mehr auf ein Ätherisch-Pflanzenhaftes, das von oben kommende gehörte Wort mehr auf ein Gestalt-Tierhaftes hinorientiert; beide fließen zusammen in der Gegend des Kehlkopfes. Das sollte man als Bild immer wieder in sich erzeugen, in der Erinnerung oder wirklich, indem man hinausblickt in die Natur, aus der Erde heraussprießen sieht die Pflanzen und sich dabei sagt: So, wie die Pflanze wächst, so wächst in dir, o Mensch, das sprechende Wort. So steigt es auf aus dir, bleibt aber Luft, Blatt und Blüte. Und wie draußen die Insektenwelt sich niederläßt, zusammenwirkt und webt mit allem, was pflanzenhaft ins Blühende hinausgeht, so wie da die Schmetterlinge und Käfer, die Bienen und die Hummeln, die gesamte Insektenwelt ineinander wirkt mit der Pflanzenwelt – so bildet sich in dir, o Mensch, von oben sich herabsenkend gehörtes Wort. Daraus entsteht dein Sprechen.

Das ist etwas, was man dann an jedem einzelnen Kind wird immer mehr und mehr zur Anschauung vertiefen müssen.

Ein Prozeß beginnt, der aus der Lunge über den Kehlkopf, das Zungenbein bis hin zum Unterkiefer sich entfaltet. Daraus ergibt sich das «Erblühen» der Sprache, der gesprochenen Sprache. Aber mit dem Unterkiefer hängt innigst zusammen der Oberkiefer, der aus dem Haupt und der Ohrgegend entspringt. Sie können sehen, wie aus dem Haupt, vom Ohr zum Oberkiefer hinunter und aus der Lunge, dem Kehlkopf, zum Unterkiefer hinauf, die gesamte Morphologie des Menschen so geordnet ist, daß zwischen dem Oberkiefer, der das Haupt vertritt, und dem Unterkiefer, der den Kehlkopf vertritt, das Wort entlassen wird.

Wenn wir mehr Zeit hätten, dann müßten wir jetzt über den ganzen Sprechapparat etwas sagen, über die Zähne, die Zunge, den Gaumen, die Wangen. Es sind die größten Wunderwerke, alle aus dem Raum der Sprache heraus entstanden.

Bedenken Sie, daß wir Schneidezähne, Eckzähne und Mahlzähne haben, genauso wie wir Haupt-, Eigenschafts- und Tätigkeitsworte haben. Dadurch, daß wir diese Möglichkeit des dreifachen Zähnezusammenbeißens haben, können wir überhaupt erst einen ganzen Satz sagen! Die Melodie der Sprache und der Sätze wird von der Zunge bestimmt, und ob ich hart oder sanft, scharf oder weich spreche, hängt von der Umrahmung, die durch

Gaumen und Wangen entsteht, ab. Das ist alles so gebildet, nicht damit man nur Nahrung aufnehmen, sondern damit man sprechen kann. Von oben ist das Ganze von der Sprache ergriffen worden, bildet die gesamte Grammatik, bildet Stoßlaute, Wellenlaute, Blaslaute, Zitterlaute aus.

Versuchen wir nun Ausblicke für das Therapeutische zu gewinnen. Wir sagten, das gesamte Hauptesskelett ist deshalb so kompliziert gebildet, weil es den Resonator für das gehörte Wort darstellt. Wir hören nicht mit den Ohren allein, sondern die Knochenleitung ist es, die uns zum Lautempfänger macht. Diese Knochenleitung muß natürlich ein bestimmtes Organ haben, nämlich die Hauptesgestalt.

Wenn Sie nun Menschen finden, die ein sehr abgeflachtes Hinterhaupt haben, da werden Sie bemerken, daß Schwierigkeiten vorliegen können, ein genügendes Wortverständnis aus dem gehörten Wort heraus zu entwickeln. Solche Menschen müssen oft – bei bestimmten Kindern ist das ganz deutlich – leise sprechend wiederholen, was der andere gesagt hat, um es sich verständlich zu machen.

Dagegen jene, die ein ausladendes Hinterhaupt haben, wissen schon lange, ehe wir etwas gesagt haben, was wir sagen wollen. Das hängt einfach von der Anatomie ab, von der Hauptesform, die im Resonanzgeschehen durch die Knochenleitung das gesprochene Wort aufnimmt. Man kann schon sagen: je kleiner das Hinterhaupt, um so weniger Möglichkeit besteht, das gehörte Wort zu erfassen. Je größer das Hinterhaupt, um so besser ist diese Möglichkeit.

Nun kann aber der ganze Schädel wachsen, sagen wir bei einem hydrocephalen Kind oder, wenn es noch nicht so sehr ins Krankhafte geht, bei einem großköpfigen Kind. Da werden Sie finden, daß bei allen diesen Kindern die Hinneigung zur gehörten Sprache stärker ausgebildet ist und damit auch zur gesprochenen Sprache.

Betrachten Sie einen Tierschädel im Unterschied zum Menschenschädel. Da werden keine Worte mehr gehört, weil keine Resonanz, keine Knochenleitung vorhanden ist, die das gehörte Wort aufnehmen könnte. Ebenso entwickelt sich beim Tier ein Unterkiefer, durch den das Wort von unten nach oben sich nicht bilden kann. Das Tier fällt aus dem gesamten Raum der Sprache heraus.

Man begegnet immer wieder kranken Kindern, die an den so gemeinten Sprachraum nicht genügend herankommen. Schon deshalb haben sie es schwer, den Wortsinn, Denksinn, Ichsinn überhaupt zu entfalten.

Dabei muß man noch auf etwas anderes schauen. Ein Kind, das mehr mikrocephal ist, wird im Gebiet des Lautes immer zur Schwerhörigkeit hinneigen. Die mehr Mikrocephalen ähneln genauso den Hörbehinderten, wie die mehr Makrocephalen den Blinden. Nehmen Sie solche Zusammenhänge auf und bauen Sie sie in die Phänomenologie, die Sie sich anhand der Kinder erwerben können, ein! Das hilft dann wirklich, die richtigen Interpretationen dessen, was einem begegnet, zu finden.

Sie werden aber noch etwas anderes finden, und zwar Kinder, bei denen der Unterkiefer besonders lang oder kurz entwickelt ist. Das ist jetzt das Gegenbild zu dem, was ich mit Bezug auf das Haupt erwähnt habe. Sie dürfen allerdings nicht schließen: Zu langer Unterkiefer bedeutet zu viel Sprachprozeß, zu kurzer zu wenig. Beim langen Unterkiefer finden wir einen Sprachprozeß, der dauernd vom Intellekt geführt wird; da ist nicht vorwiegend Wille, sondern da wirkt der Intellekt. Bei jenen Kindern, die ein «abgeschnittenes» Kinn haben, wird der Sprachprozeß leicht von Emotionen überwältigt. Da haben Sie im Bilde der Gestalt wichtige Hinweise auf die Sprechfunktionen vor sich, die der Therapeut kennen sollte. Er kann dann an einer Veränderung des inneren Gestalterlebnisses, das das Kind von seinem Kinn hat, arbeiten.

Schließlich müssen wir noch auf etwas weiteres, das für die Diagnostik und Therapie von Sprechstörungen wichtig ist, hinweisen. Ich kann einen einfachen Satz bilden, etwa «Der Vater geht in die Stadt». Dieser Satz hat eine gewisse Bewegungsrichtung in sich. Er wächst so wie eine kleine Pflanze.

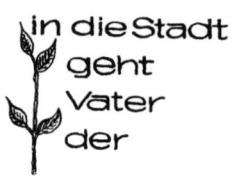

Jetzt sage ich aber «Der Vater, der mir gestern ein Buch geschenkt hat, geht in die Stadt». Da verzweigte sich schon das Pflänzchen!

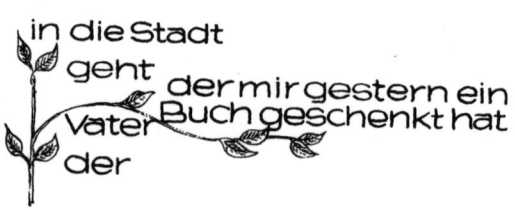

Schließlich gehe ich noch weiter und sage: «Der Vater, der mir gestern, als es regnete, ein Buch geschenkt hat, geht in die Stadt.» Schon ist die Pflanze wieder anders. Sie sieht nun so aus:

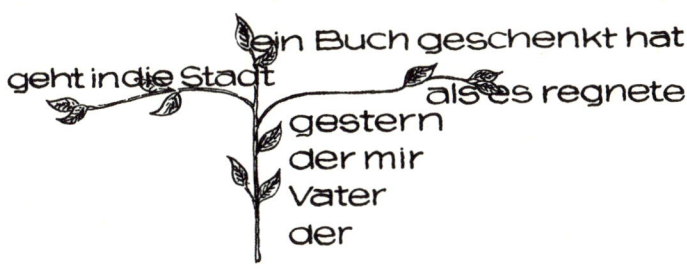

Man erkennt, «das Buch schenken» ist plötzlich der Hauptast des Pflänzchens geworden, nicht mehr wie vorher «geht in die Stadt». Eine letzte Erweiterung des Satzes könnte sein: «Der Vater, der mir gestern, als es regnete, ein Buch geschenkt hat, das ich mit großer Freude las, geht in die Stadt, um mir ein anderes zu kaufen». So geht die Verzweigung immer weiter.

Was können wir aus solch einem Beispiel entnehmen? Ehe ich das bespreche, lese ich Ihnen aus der Erzählung «Der Goldene Apfel» von Hugo von Hofmannsthal etwas vor: «Als der Teppichhändler auf der Heimreise mit seinen fünf Kamelen, einem Diener und einem jungen Kameltreiber in die gelbliche alte Stadt am letzten Abhang des Gebirges – mit Namen die Stadt der kühlen Brunnen – eintrat, überkamen ihn sogleich eine Menge Erinnerungen, deren Schauplatz diese Stadt für ihn war, denn er hatte sie vor sieben Jahren, als gleichfalls seine Geschäfte ihn zu einer Reise nötigten, schon einmal betreten.»

Das ist das eine; die folgende Stelle ist aus einer kurzen Geschichte von Heinrich Mann, namens «Kobes»:

«Ein Mann lief durch die Stadt. Er trug einen Cut, im Laufen stand der nasse Cut wie Holz hinten ab, und Regen trommelte darauf. Sein Hut war fort; aber die Aktentasche hielt er fest.»

Was ist der Unterschied? In dem ersten Beispiel wendet sich der Erzählende gewissermaßen um, und seine Erinnerungen werden herbeigerufen. «Als ich in jene Stadt kam . . .» – da treten die Erinnerungen auf. Sofort wächst die Pflanze in die verschiedensten Richtungen. Goethe nannte das die

Spiraltendenz. Diese Spiraltendenz kommt aus der gehörten Sprache, weil die gehörte Sprache innigst mit der Welt der Erinnerungen sich zusammenschließt.

Im zweiten Beispiel ist dauernde Tätigkeit. Sie bedeutet *Vertikaltendenz.* Wir haben damit im Grunde genommen den ganzen Satzbau, der sich zusammensetzt aus der Vertikaltendenz, die aus dem Sprechprozeß kommt, und aus der Spiraltendenz, die von oben, von den Erinnerungen herunterströmt. Beides zusammen macht die Sprache aus.

Nun fragen wir, was ist dieser Prozeß, der von unten kommt und sozusagen in die Vertikaltendenz einmündet; und was ist jener Prozeß, der von oben kommt, mit den Erinnerungen zusammenhängt und die Spiraltendenz darstellt – am Baum, am Strauch, an der Pflanze des Sprechens?

Rudolf Steiner hat schon im Beginn des Kurses über Sprachgestaltung und Dramatische Kunst (4) auf fünf gymnastische Übungen hingewiesen und sagt, als er sie einführt, das Folgende: «Denken Sie nur einmal, woraus bestand denn die griechische Gymnastik, diese wunderbare Gymnastik, die eigentlich eine Totalsprache innerhalb des Griechentums war?» Er führt uns damit unmittelbar auf den Zusammenhang der Bewegung mit der Sprache hin. Die fünf Übungen sind in seiner Darstellung dann genau beschrieben: Laufen, Springen, Ringen, Diskuswerfen und Speerwerfen.

Wir erleben in der Folge dieser Übungen unmittelbar die Sprachbewegung von unten nach oben: Der Mensch setzt zunächst aus seiner Verbundenheit mit der Erde zum Laufen an, erhebt sich aus diesem Erdigen im Springen, vollzieht dann im Ringen – bisher hat er die Übungen allein ausgeführt – die Begegnung mit dem anderen Menschen; dann, indem er den Diskus schleudert, setzt er sich etwas aus der Welt heraus und schließlich noch mehr, wenn er den Speer wirft.

Wie wir da als ganzer Mensch laufen, springen, ringen, Diskus- und Speerwerfen, so führen wir das gleiche als «Luftmensch» aus, wenn wir sprechen. Dieser Luftmensch, wenn wir ihn hineinzeichnen in den ganzen Menschen, steht auf der «Erdoberfläche» des Zwerchfells, hat seine Brustorganisation in der Gegend des Kehlkopfes und streckt seine Arme im Verlauf der beiden Eustachischen Röhren aus.

In dem Augenblick, wenn dieser Luftmensch springt, wird aus der Luft der Ton. Er entsteht, wenn die Luft durch die Hürde des Kehlkopfes, die Stimmbänder, springen muß. Im Ringen mit den Sprechwerkzeugen wird etwas vorbereitet, was als Diskus der Laute zu Worten geformt wird und im Speerwurf – als Wort – den Mundraum verläßt. Da haben wir den Sprech-

24

prozeß vor Augen. Er verwandelt durch Bewegung die Luft in Töne, Silben, Vokale, Konsonanten und Worte.

In alledem liegt die Vertikaltendenz des gesprochenen Wortes mit ihren verschiedenen Störungen. Auf jeder der fünf Stufen können sie deutlich werden. So kann es sein, daß der Atem nicht genügend «laufen» kann, etwa bei Menschen, die eine Anlage zum Asthma haben; die also ein-, aber nicht genügend ausatmen. Solche Menschen muß man als ganze Menschen oder als Atem-Menschen zum Laufen bringen. Derjenige wiederum, der als Stammler oder Stotterer den Atem nicht in den Laut zu verwandeln vermag, er kann nicht «springen». Man muß da die Grundübungen des Springens auf verschiedene Arten anwenden, damit im Springen die Tätigkeit der Atemverwandlung in den Laut geübt wird. Dann gibt es aber auch Fälle, die meist auf seelischen Schwierigkeiten beruhen, wo das «innere Ringen» um das Wort – die Begegnung mit dem anderen im Sprechen – nicht gelingt. Hier muß man den ganzen Menschen das Ringen lehren.

Schließlich haben wir aber auch den Menschen, der das Wort ungeformt «herauswirft», der die Differenzierungskräfte von Zunge, Zähne, Gaumen und Wangen nicht genügend gebraucht. Man kann ihm helfen, indem man ihn die Sonnenscheibe des Diskus handhaben lehrt.

Zuletzt aber gibt es Kinder und Erwachsene, die nicht den Mut haben, das Wort aus den Lippen zu entlassen, oft mit einer negativen oder depressiven Grundstimmung verbunden. Da wird man das Speerwerfen üben müssen.

IV

Es handelt sich bei dem Geschilderten um fundamentale Übungen der Sprechmotorik, deren Zusammenhang mit der Gesamtmotorik wir im folgenden geisteswissenschaftlich genauer untersuchen wollen. Der Mensch entwickelt im Sprechprozeß etwas, was er gymnastisch eben als ganzer Mensch durchführt. Dazu halten wir zunächst einmal das schon gewonnene Bild fest: Wenn wir zum Sprechen ansetzen, dann beginnen wir mit den Beinen unserer Luftsäule innerhalb des Brustkorbes zu «laufen»; man möchte sagen, wir treten auf dem atmend bewegten Zwerchfell sozusagen «auf der Stelle». Dieses «Laufen» macht es möglich, daß innerhalb der Luftröhre, die aus dem Zusammenströmen der Bronchialverzweigungen schließlich als einziger Kanal hinauf zum Kehlkopf zieht, die Luft sich zu bewegen, zu erzittern anfängt und in dem Augenblick zum «Sprung» ansetzt, wo sie an der Hürde der Stimmbänder ankommt. Wir müssen also – vor allem als Therapeut – empfinden lernen, wie die Luft «läuft», wie die erzitternde Luft an die Schwelle der Stimmbänder anschlägt, «springt» und jenen Urlaut hervorbringt, der als Klanggebilde vorläufig weder Konsonant noch Vokal ist, sondern ein Gemisch – vergleichbar dem Schaum der Meereswellen – von klingendem Ton und klingender Luft. Das ist der «Sprung». Es beginnt dann das «Ringen» an jener bedeutsamen Stelle, wo der Kehldeckel sitzt und nach vorne zu an diesen Kehldeckel der Zungengrund sich anschließt. Rudolf Steiner hat besonders auf die Bedeutung des Zungengrundes hingewiesen. Der Urlaut verteilt sich dann im Mundraum, und es setzt die «Diskus»-Bewegung der Vokalformung und die «Speer»-Bewegung der Konsonanten-Bildung ein.

Beobachten wir ein Kind in der Wiege und hören wir auf das Lallen, das Krähen und das Schreien des Neugeborenen. Da können wir miterleben, wie die Diskus- und Speerbewegungen geübt werden. Wenig später, im Silbensprechen des Kleinkindes, wird dieser Prozeß schon besser beherrscht; er muß sich nun durch die Nachahmung, d. h. durch das Einströmen der gehörten Muttersprache, weiterbilden, damit der gesamte Sprachprozeß entstehen kann.

In diesem Entwicklungsmoment wird die diagnostisch und therapeutisch wichtige Unterscheidung zwischen den Prozessen, die das Sprechen hervorbringen, und jenen, die sich auf die Wahrnehmung der gehörten Sprache richten, besonders bedeutungsvoll.

Hier soll folgende wichtige Bemerkung eingeschoben werden. Es zeigt sich nämlich, daß jede Therapie des Sprechens, d. h. also jede Förderung der *gesprochenen* Sprache, auf der Grundlage der *Gymnastik* erfolgen muß. Kann aber ein Kind nicht sprechen, weil es unfähig ist, das gehörte Wort oder das gesprochenen Wort zu *verstehen*, so wäre es ein Fehler, von der Gymnastik her zu therapieren. Dieser Bereich der Sprache ist die Domäne der *Heileurythmie*. Wie der Sprachgestalter von der gymnastischen Bewegung her kommt, so der Sprachheilkünstler für das gehörte Wort aus dem Reich der Eurythmie. Beide Wege führen, wenn nur genügend diagnostisch differenziert wird, einander ergänzend zur Gesamtsprache. Es kann das nicht genügend unterstrichen werden!

Kehren wir aber jetzt, nach diesem Hinweis, zur Sprechmotorik zurück. Der Sprechprozeß ist Teil des Bewegungsorganismus. Es gehören ihm deshalb auch eine Vielzahl kompliziert funktionierender Muskeln an, die in diesem Zusammenhang nur angedeutet werden sollen. Die Grundlage gleichsam des motorischen Sprechprozesses ist das Zwerchfell und die gesamte Rippenmuskulatur (nicht die Brustmuskulatur). Dadurch wird die Lungenluft in Bewegung gehalten; hinein tönt, wie der Klöppel an die Glockenwand anschlägt, der Rhythmus des Herzmuskels. Nach oben hin, bis hinein in die Muskulatur der Ohrtrompete, folgen eine große Zahl feiner Muskeln, die allesamt direkt am Sprechprozeß beteiligt sind. Vom Zwerchfell bis zur Höhe des Ohres sind die meisten Muskeln direkt am Sprechprozeß beteiligt. Sie machen eine große Zahl aus und tragen, wie überhaupt die Muskulatur des Menschen, individuelle Schicksalskräfte in sich.

Rudolf Steiner hat einmal von in der Muskulatur «kristallisiertem» Schicksal (5) des Menschen gesprochen. Eine besondere Bedeutung und sogar Anschaulichkeit besitzt in dieser Beziehung die Unterlippe*.

Indem also beim Sprechen diese gesamte komplizierte Muskulatur in Bewegung kommt, drückt sich in jedem gesprochenen Wort das ureigenste Schicksal des Menschen aus. Dabei handelt es sich, wie wir gesehen haben, um die direkte Sprechmuskulatur.

Nun gibt es aber auch die indirekte Sprechmuskulatur, deren Tätigkeit das Sprechen mehr oder weniger auf mittelbare Weise begleitet. Zwischen der direkten und indirekten Sprechmotorik bestehen wesentliche Zusammenhänge, die ihrerseits wiederum gestört sein und Sprechen unmöglich machen können.

Beispielsweise drückt die Mimik ihre Zugehörigkeit zum Sprechen indirekt aus; wo das Antlitz erstarrt, hört das Sprechen auf. Wir sehen das Auftreten einer solchen «Maske» bei vielen ins Psychotische gehenden kindlichen Entwicklungsstörungen im Zusammenhang mit dem Aufhören des Sprechens. Im ersten Lächeln des Kindes erscheint die Blüte der Mimik und begleitet von da ab unmittelbar das Sprechen des Menschen. Im Tode kehrt der Mensch in dieses erste Lächeln zurück. An den Offenbarungen der Mimik entfaltet und beschließt sich der Sprechprozeß des Menschen.

Darüber hinaus ist es aber wichtig, ganz allgemein auf das Gleichgewicht zwischen direkter und indirekter Sprechmotorik zu achten. Einen wesentlichen Anteil an der indirekten Sprechmotorik haben natürliche Gesten und Gebärden. Ihre Besprechung würde einen gesonderten Kurs verlangen.

Ich will hier nur das folgende erwähnen. Die indirekte Sprechmotorik darf die direkte nicht überwältigen, aber ebensowenig darf die direkte zu sehr die

---

* In dem Beitrag von U. Herberg ist näher darauf eingegangen.

indirekte im Bann halten. Spricht jemand beispielsweise sehr gestenreich, so reißt er die direkte Sprechmuskulatur entweder zu stark in die indirekte der Gesten hinein, oder er ersetzt sogar das gesprochen Wort überhaupt durch Geste und Gebärde. Auch hier geben die pathologischen Zustände reichlich Gelegenheit zur Anschauung.

Wir wollen jetzt noch weiter den *direkten* Sprechprozeß verfolgen, wie er sich im Gesamtbereich der Muskulatur zwischen Zwerchfell und Lippen abspielt. Schauen wir uns einen frontalen Durchschnitt des Brustraumes an: Unterhalb haben wir das Zwerchfell, darüber, gewissermaßen darauf lagernd, Lunge und Herz. Außen liegt die Muskulatur der Rippen, der Schultern, überhaupt die Atem- und Brustmuskeln. Es ist also für den Brustraum die Muskulatur – mit Ausnahme des Herzmuskels – außen lokalisiert, d. h. die Brusthöhle ist muskelfrei. Erst am Hals greift die Muskulatur in den Sprechprozeß durch die Kehlkopfmuskeln wieder unmittelbar ein und geht von da in den Mund hinauf. Die Muskelfreiheit der Brusthöhle oberhalb des Zwerchfelles – abgesehen vom Herzen – ist wesentlich. Der Muskelmantel schließt sich von außerhalb dem Brustkorb an und zieht dann, sich vielfältig differenzierend, hinauf zum Kehlkopf. Dort kommt er an jene Stelle, wo der «Läufer» springen muß und zu ringen beginnt in Verbindung mit der Luft-Schaum-Tonblase. Es greift auf diese Weise die Muskulatur, abgehoben vom Atemprozeß, direkt erst wieder am Hals an. Von dort setzt sie sich gewissermaßen direkt in den Mundraum fort.

Dieser für den Sprechprozeß so wichtige Mundraum kann aber als Metamorphose des Brustraumes verstanden werden. Die Zähne sind die, – im Brustkorb noch offenen, jetzt abgeschlossenen – metamorphosierten Rippen. Wie das Herz im Brustraum liegt, so die Zunge im Mundraum. Wir haben also in der Zunge ein metamorphosiertes Herz; die Rippen bleiben, metamorphosiert als Zähne, gestalthaft zurück.

Das Zwerchfell hebt sich und erscheint als Mundboden, dessen Muskulatur mit der Zunge ebenso verbunden ist, wie im Brustraum das Zwerchfell mit dem Herzen. Dem Gaumen oben entspricht unten der Rücken. Wir stehen im Mundraum gleichsam gebeugt, ganz auf die von unten kommenden Sprechprozesse hingerichtet, uns mit dem «Rücken», in seiner Verwandlung als Gaumen, vom Kopf abwendend. Was im Kehlkopf die Stimmbänder tun, das tun oben im Mund die Lippen.

Wir haben auf diese Weise im Mundraum eine vollkommene Metamorphose des Brustraumes vor uns; eigentlich können wir von einem großen

Mund (Brustraum) und einem kleinen Mund (Mundraum) sprechen. Gerade durch diese Beziehung, bei der sich das Große ins Kleine, das Grobe ins Feine, ins Durchdifferenzierte und Ausziselierte erhebt, verwandelt sich auch der Rhythmus der Atembewegung in den Rhythmus der Silben.

Betrachten wir weiter den Mundraum, so müssen wir uns daran erinnern, was über Unter- und Oberkiefer gesagt wurde. Der Oberkiefer, so haben wir gesehen, zeigt in seiner Morphologie, daß er die gehörte Sprache herunterträgt, hin zu dem Unterkiefer, dem Träger der gesprochenen Sprache. Wir entdecken dann eine zweite wichtige Entsprechung: Der Oberkiefer birgt in sich das Riechorgan des Menschen, die Nase, wie der Unterkiefer in sich das Geschmacksorgan, die Zunge, beherbergt.

Wieder sehen wir den Zusammenschluß. Die beiden Funktionen des Riechens und Schmeckens finden wir jetzt als polare Sinnestätigkeiten. Das Riechen richtet sich auf das luftige Element, die Heimat der Insekten und Schmetterlinge. Das Schmecken hat das pflanzlich-wässrige Element zum Gegenstand seiner Tätigkeit. Denn was sind die Geschmacksqualitäten von bitter, herb, salzig, sauer, süß, fruchtig? Es sind die wachsenden Pflanzenteile aus der Wurzel über das Blatt zur Blüte und Frucht. Und alles, was riecht und duftet, hängt innig zusammen mit den Schmetterlingen und der Insektenwelt. Sie zieht heran aus dem Luftbereich, dem Reich des Riechens.

Wir vermuten daher: wenn eine Anosmie, d. h. eine Störung des Geruchsvermögens vorliegt, wird der Mensch Schwierigkeiten haben, das gehörte Wort in das gesprochene Wort einfließen zu lassen. Kann er nicht ordentlich schmecken, so wird das Hinaufstreben des gesprochenen Wortes in das gehörte Wort nicht leicht sein. So hat Rudolf Steiner im Sprachgestaltungskurs angegeben, daß es hilfreich sei, jemandem, der das R nicht gut sprechen kann, Zuckerwasser zum Gurgeln zu geben. Wir können jetzt vielleicht hinzufügen: wenn er aber das R nicht richtig hören kann, dann müßten Riechübungen versucht werden. Es sollten also bei Kindern mit Störungen des Sprachverständnisses Gerüche angewendet werden, bei solchen mit Störungen der Sprechmotorik jedoch Geschmacksübungen*.

---

* Wenn man darauf aufmerksam ist, kann man häufig bei Kindern mit Sprechstörungen einen ganz ungenügend differenzierten Geschmackssinn finden (G. A.).

V

Wahrscheinlich geht es Ihnen genauso wie mir, daß man immer wieder neu vor dem unfaßbaren Rätsel der Sprache steht; davor, daß sie uns Menschen, eigentlich völlig unverständlicherweise, die Möglichkeit gibt, uns gegenseitig zu verstehen, die Welt zu verstehen. – Aber machen wir nun einen Schritt weiter. Wir haben im Vorangehenden festgestellt, daß gleichsam zwischen den Sinnestätigkeiten des Riechens und Schmeckens, also zwischen der Zweiheit von Nase und Zunge, das Sprechen sich offenbart. Die Sprache erscheint gewissermaßen durch ein Tor, dessen Pforten aus zwei Sinnestätigkeiten gebildet werden.

Hinzu kommt aber noch, daß wir, wenn wir die Nervensubstanz des Gehirns in ihrer Totalität betrachten, diese gleichsam ausgebreitet finden zwischen dem ersten vom Gehirn ausgehenden Nervenpaar, das mit dem Riechen zusammenhängt, und dem letzten, dem zwölften, das zur Zunge zieht und das Schmecken ermöglicht. Zwischen diesen beiden Nervenpaaren breitet sich, bildlich gesprochen, die gesamte Substanz des Gehirns aus. Wie das Sprechen zwischen der Sinnestätigkeit des Riechens und Schmeckens erscheint, so ist die Substanz des Gehirns in diesem Sinne eingeschlossen durch den Geruchsnerv und den Geschmacksnerv.

Geruch	———————————	Geruchsnerv
Sprechen	———————————	Gehirn
Geschmack	———————————	Geschmacksnerv

Fragen wir nach dem Sinn solcher Entsprechungen – es sind keine Metamorphosen, sondern Entsprechungen –, so werden wir an die wichtige Frage herangeführt, welche Rolle überhaupt das Gehirn beim Zustandekommen der Sprache spielt.

In dem bisher Gesagten haben wir die Bedeutung des knöchernen Hauptes für das Hören der Sprache kennengelernt; wir müssen uns jetzt der Frage nach der Aufgabe des Gehirns im Sprach- und Sprechprozeß zuwenden, insbesondere da die Wissenschaft eindeutige, wenn auch keineswegs gesicherte Aussagen darüber macht. So ist bekannt, daß es Sprachzentren und ein Lesezentrum im Gehirn gibt.

Wir kennen auch die Störungen, die durch Schädigungen dieser Zentren hervorgerufen werden. Schließlich besteht sicherlich ein Zusammenhang zwischen der jeweiligen Größe des Gehirns und der Fähigkeit, Sprache zu sprechen und zu verstehen. Damit stehen wir vor der großen Frage: wie ist der Zusammenhang zwischen Gehirn und Sprechen? Und warum ist das mit Riechen und Schmecken verbunden?

Da müssen wir uns zunächst, um uns die Voraussetzungen für ein Verständnis dieser Frage zu verschaffen, mit den Bewußtseinszuständen beschäftigen, in denen menschliche Sprache erscheint. Jeder weiß, daß die spontane Sprache, um sinnvoll gesprochen zu werden, nicht vorheriger Denkakte bedarf. Sie ist unmittelbarer Ausdruck der menschlichen Seele. Dieser Ausdruck vollzieht sich in drei Bewußtseinsbereichen: dem Wachen, dem Träumen und dem Schlafbewußtsein. Alle Bewußtseinsstufen sind im Akt des Sprechens wirksam und ineinander verwoben. Die Harmonie ihrer Beziehungen untereinander ermöglicht Sprache. Ist diese Beziehung gestört, so kommt es zu Sprech- und Sprachstörungen.

Wir wollen dafür noch einmal an die Besprechung der indirekten und direkten Sprechmotorik anknüpfen. Von den Gesten, die wir als indirekte Sprechmotorik benutzen, können wir uns zwar bewußte Vorstellungen machen; bei deren Vollzug sind wir aber im Schlafbewußtsein, wie bei allen Gliedmaßentätigkeiten. Ich weiß nichts von den Prozessen, die sich in meiner Muskulatur vollziehen, wenn ich die Kreide in meiner Hand halte, die Finger strecke; ich weiß nichts vom Akte einer gestischen Darstellung oder vom inneren Geschehen der Bewegung meiner Sprechmuskeln. Alle indirekte Sprechmotorik, alles was Geste und Gebärde ist, vollzieht sich im Schlafbewußtsein. Erst wenn aus dem früher geschilderten «Laufen» im Atemprozeß das «Springen» wird, dort wo aus dem Atem der Laut entsteht, tritt aus dem Schlafbewußtsein das Traumbewußtsein hervor. Das reicht dann bis in den Bereich des Mundes und der Lippen. Im Augenblick, wenn ich etwas sage, waltet Traumbewußtsein. Und erst wenn das Wort meine Lippen verlassen hat, wenn es gesprochen ist, herrscht Wachbewußtsein. Deshalb kann ein Kind sagen: «Laß mich doch reden, damit ich weiß, was ich denke». Nur wenn wir ins Gebiet des Vorstellens und Denkens kommen, sind wir im Wachbewußtsein. Das ist nicht leicht einzusehen, aber es ist wichtig – und enthält auch ein Stück Selbsterkenntnis.

Der Sprechakt führt uns also durch drei Bewußtseinsbereiche. Die Geste der indirekten Sprechmotorik vollzieht sich im Schlafbewußtsein und hat deshalb auch die Kraft, eine ganz universale Verständigung unter Menschen hervorzurufen. Natürlich kann ich die Geste bewußt unterdrücken. Es ist aber bei zurückgehaltener Geste oder gar auch Mimik des Sprechenden schwerer, Verständnis für das gesprochene Wort zu entwickeln. In der Stimme und ihrer Offenbarung aber sind wir schon im Traumbewußtsein.

Und wenn der andere Mensch diese Stimme als gehörte Sprache wahrnimmt, dann ist er im Wachbewußtsein. Erst die gehörte Sprache ist vorgestellte Sprache.

Kopf	– gehörte Sprache	– vorstellendes Wachbewußtsein
Kehlkopf	– Stimme	– Traumbewußtsein
Gliedmaßen	– Geste	– Schlafbewußtsein

Geste und Gebärde besitzen gerade dadurch, daß sie sich im Schlafbewußtsein entfalten, sich im Unterbewußtsein vollziehen, die größte Eindruckskraft*. Die Stimme ist jene Trauminstanz, in der die Sprache zum Sprechen wird. Auch sie kann von großer Eindrücklichkeit sein. Die gehörte Sprache erscheint im Wachbewußtsein und macht deshalb am wenigsten Eindruck.

Es ist die größte Bemühung erforderlich, sie ganz zu verstehen. Man muß sich immer wieder üben, die eigenen Gedanken so zu verstärken, daß der andere sie lesen kann.

Nach diesem Exkurs kehren wir wieder zu der Polarität von Riechen und Schmecken zurück. Jetzt erst, nach dieser Auseinandersetzung über die Bewußtseinszustände, können wir die nächste große Frage stellen: Woher kommt es denn eigentlich, daß wir überhaupt eine gehörte Sprache haben? Betrachten wir zunächst wiederum das menschliche Antlitz, so stellen wir fest, daß die Nase eng mit den Augen zusammenhängt, der Mund aber, als Geschmacksraum, mit den Ohren. In die Grundstruktur des menschlichen Antlitzes ist die Beziehung von Schmecken und Hören, Riechen und Sehen eingestaltet. Man kann auch sagen, daß sich, von Hören und Schmecken umgeben, im Innern des Antlitzes Riechen und Sehen abspielen. Das Lichthafte ruht im Klanghaften.

Von den Elementen her gesehen spielt sich das Riechen im Luftigen ab und ist eng verbunden mit Sehen und Licht. Schmecken dagegen geschieht nur im Element des Wässrigen, das unmittelbar mit dem Hören und der Klangwelt zusammenhängt. Wer die Struktur des Gehirns kennt, wird auch aus den Grundzügen der Gehirngestalt entnehmen, daß Sehen und Riechen ebenso zusammengehören wie Hören und Schmecken. Licht und Klang fließen über Sehen und Hören zusammen und bilden die Gesamtheit des Bewußtseins, das an der gehörten Sprache durch das Gehirn entsteht. Wir

---

* Über dieses Thema war ein weiterer Kurs geplant, der aber nicht mehr zustande gekommen ist.

beginnen jetzt zu ahnen, daß das Verstehen des Wortes auf der Beziehung zwischen Lichtwelt und Klangwelt beruht. Deshalb müssen wir weiter fragen, was denn die Tätigkeit des Riechens mit dem Licht, die des Schmeckens mit dem Klang tatsächlich zu tun hat.

Man kann diese Verhältnisse nur ganz bildhaft beschreiben. Dann läßt es sich so ausdrücken, daß der Riechvorgang eine reinigende Bedeutung hat. Riechen ist nicht «nur Riechen», in ihm wird das Licht des Sehens, man kann es nicht anders nennen, gereinigt.

Indem das «gereinigte Licht» ohne Schatten zu leben beginnt, entsteht im Gehirn Wachbewußtsein. Das Riechen hat also eine besondere, bewußtseinerweckende Funktion. Etwas ähnliches können wir auch in der Tätigkeit des Schmeckens entdecken. Durch die Geschmackstätigkeit wird auf entsprechende Weise dem Klang der Chemismus entzogen. Es entsteht gereinigter Klang, indem die Substanz-bildenden ätherischen Kräfte, der chemische Äther, vom Klang entfernt werden.

Das gereinigte Licht, das vom Schatten befreit ist, es wird zu einem Spiegel, in dem die Welt erscheinen kann. Innerhalb der Substanzwelt muß Glas mit einer Folie belegt werden, um zu spiegeln. Das Licht «spiegelt», wenn es vom Schatten gereinigt ist.

Im Augenblick, wenn Ton und Klang vom Chemismus befreit sind, entsteht etwas, das wir ganz eindeutig mit dem Wort Schweigen bezeichnen können – gleichzeitig können wir es auch Hören nennen, denn beide sind identisch. Das Riechen macht das Licht zum Spiegel, der Geschmack macht das Hören, den Ton zum Schweigen.

Es bildet sich hier also im «gereinigten Licht» und im «gereinigten Klang» ein Bewußtsein innerhalb des Denkprozesses, das in der Beziehung des Wortes zum Licht und zum Klang erst zum Verstehen des Wortes führt.

Man wird das Hören niemals verstehen, wenn man nicht weiß, daß es identisch ist mit Schweigen. Deshalb ist das Ohr, das innere Ohr, so gestaltet, daß es in den schweigendsten Raum des Leibes hineinversetzt ist, nämlich in die Höhle des Felsenbeines. Auch alle anderen Teile des Gehörorganes – äußeres und mittleres Ohr – sind dazu da, das letzte Geräusch, das letzte Klingen abzuhalten, damit Schweigen entsteht. In dem Augenblick, wenn das Schweigen vorhanden ist, können wir hören. Nur im Rahmen des Schweigens gibt es ein Hören.

Nur im Dasein des Spiegels gibt es ein Anschauen. Nun erkennen wir, daß da in uns ein schweigendes Spiegeln oder ein spiegelndes Schweigen – wie Sie wollen – das Wort aufnimmt.

Man hat im Grunde genommen bis heute dasjenige, was Rudolf Steiner als den Wort- und den Denksinn beschrieben hat, noch wenig verstanden. Vielleicht weil es sich da um Bereiche handelt, die man erst allmählich aus der Dichte der Leiblichkeit herausheben muß. Erst dann kann man beginnen, so etwas zu empfinden wie das Spiegeln im Licht, das gereinigt ist; das Schweigen im Klang, der gereinigt ist, und darin erscheinend das gehörte, das verstandene Wort. In dieser Sphäre können sich Wort- und Denksinn offenbaren.

Und nun bedenken Sie, dadurch, daß das Wort im Licht und das Wort im Klang erscheint, wirken beide aufeinander. Daraus wird das Verstehen. Das wollen wir noch ausführlicher betrachten. Es handelt sich dabei wirklich um grundlegende Dinge, die auch für das gesamte Problem der Aphasie wesentlich sind.

VI

Man muß also allmählich dazu kommen, Vorstellungen davon zu entwickeln, was wir als den schattenlosen Spiegel des Lichtes und den vom Chemismus gereinigten Ton bezeichnet haben, wenn es ja durchaus auch schwer zu begreifen ist. Dazu beschäftigen wir uns jetzt weiter mit den Verwandlungen, welche die gehörte Sprache durchmacht. Das ist der Reinigungsprozeß, durch welchen die gehörte Sprache erst in jener Bewußtseinssphäre lebendig wird, für welche die englische Sprache das Wort «mind» geprägt hat. Es ist jene Sphäre, die man im obigen Zusammenhang so beschreiben kann – denn es gibt in der deutschen Sprache dafür keinen Begriff –, daß man sagt: In ihr ist ein Tagesbewußtsein gegenwärtig, worin sich Vorgestelltes und Gedachtes entwickeln und leben.

Man muß also lernen, sich eine vertiefte Vorstellung von jenem Bereich zu erwerben, in welchem jedesmal ein Läuterungs- und Reinigungsprozeß des Klanges und des Lichtes stattfindet. Wir haben dabei eine Tätigkeit der Seele vor uns, die man eigentlich erst dann anschauen und üben kann, wenn man meditativ tätig wird. Im gewöhnlichen Leben spielt sich diese Tätigkeit im Verhältnis zum Wort unter der Schwelle des Bewußtseins ab. Das Ergebnis dieses Prozesses erscheint jedoch gegenüber dem gehörten Wort als Tagesbewußtsein. Es ist jenes Tagesbewußtsein, in das alles einzieht, was Vorstellung wird und als Denken sich entwickelt. Etwa so, wie wenn wir etwas auf ein weißes Blatt Papier schreiben und dadurch, daß das Geschriebene dunkler als das Blatt ist, es sich davon abhebt. So können wir es unterscheiden.

Damit diese Bewußtseinssphäre des Schweigens, nämlich des vom Chemismus befreiten Klanges und des vom Schatten befreiten Lichtes, mit deren Entstehung beim Hören der Sprache wir uns beschäftigt haben, im Menschen da sein kann, diese Sphäre dessen, was der Engländer «mind» nennt, dazu ist die Substanz des Gehirns notwendig. Hinzu kommt aber das Folgende: Ich höre nicht nur das gesprochene Wort, den Klang oder den Ton eines Instruments, sondern ich vernehme das Wort auch und verstehe das Vernommene. Das Verständnis für diejenigen Störungen, die ganz allgemein Aphasien genannt werden, ist erst dann möglich, wenn wir den Akt des Verstehens der Sprache zu differenzieren lernen.

Höre ich z. B. das Wort «Tür», und höre ich es nur etwa so, wie wenn ich nicht der deutschen Sprache mächtig wäre, so kommt mir immer nur der bestimmte Lautzusammenhang «Tür» entgegen, der für mich nicht klar als Wort vernehmbar ist. Spreche ich aber Deutsch, so *höre* ich nicht nur, sondern ich *vernehme* «Tür» als Wort und schließlich (im Akte der Aufmerksamkeit natürlich gleichzeitig) *verstehe* ich auch dessen Bedeutung.

Im Hören, Vernehmen und Verstehen sind der Hörsinn, der Wortsinn und der Denksinn tätig; jene drei Sinne, in denen mein Ich anwesend, mit denen es innigst verbunden ist, und die gleichsam in der oben beschriebenen Sphäre des gereinigten Lichtes und des schweigenden Klanges gewartet haben.

Hören ——————————— Gehörsinn
Vernehmen——————————— Wortesinn
Verstehen ——————————— Denksinn

Ich will das differenzierte Zusammenwirken dieser drei Sinnestätigkeiten an einem einfachen Beispiel erläutern:

Nehmen wir an, es befände sich in einer Mauer ein offener Torbogen ohne Torflügel. Wir stehen seitlich neben dem Torbogen, so daß wir nicht hindurchschauen können. Es ertönen plötzlich Schritte, wir schauen hin und sehen einen Menschen aus dem Torbogen hervortreten. Ähnlich wie die Mauer bewirkt, daß wir die Schritte zunächst nur vernehmen und als letztes das Erkennen der hervortretenden Gestalt erfolgt, so ist vergleichsweise die Stufenfolge: Hören – Vernehmen – Erkennen. Das Folgende ist immer schon im Vorhergehenden enthalten. In unserem Bild ist also das Hören durch die Mauer, das Vernehmen durch die Schritte, das Erkennen durch die hervortretende Gestalt ausgedrückt.

Dadurch wird auch verdeutlicht, daß das Ohr eng verbunden ist mit Hören und Vernehmen, das Auge mit Verstehen und dem Denksinn.

Gehen wir nun einen Schritt weiter. Sagen Sie mir, wenn Sie jetzt in Ihr Inneres schauen, in jene Sphäre, in welcher das von mir zu Ihnen gesprochene Wort lebt, was empfinden Sie da? Was bleibt übrig von dem, was ich jetzt zu Ihnen sage, wenn ich z. B. spreche: «Über allen Wipfeln ist Ruh . . .»? Die Frage ist: Wo klingt das? Es klingt draußen, und doch ist etwas in uns, aber was ist das? Da kommen wir nun auf etwas ganz Wesentliches, wenn ich sage, das Tönend-Klingende, das bleibt draußen, das geht gar nicht herein. Da ist das Hören, der ganze Mensch trägt dieses Hören, aber das strömt als Klang, als Laut, als Ton nicht nach innen, das bleibt um uns herum. Nur Geräusche versuchen manchmal, sich in uns hineinzuschneiden. Aber was hereindringt in uns, was dann in uns bleibt, was reproduziert werden kann, das ist die Klangfarbe, das ist der Rhythmus. Es ist alles das, was wir vielleicht das Kleid des Tönenden nennen können.

Wenn ich eine Geige höre, dann höre ich sie gewissermaßen «draußen»; aber jenes ganz Bestimmte, das den Geigenton ausmacht, jenes ganz Bestimmte, das den Trompetenton ausmacht, jenes ganz Bestimmte, das den Flötenton ausmacht, nicht als Ton, sondern als «Farbe» – und dazu kommt der Rhythmus, die Harmonie, die Melodie, im Wort, im Klang, in der Musik – das geht in jene Sphäre hinein, die wir gestern beschrieben haben. Wenn wir das erfassen, dann wissen wir, daß das Ohr das Klingende nicht hineinleitet, sondern abhält, so daß es draußen erscheint. Es erscheint uns außerhalb durch dieses Abhalten. Mit «Erscheinen» meine ich nicht Illusion, sondern Wahrheit, Wirklichkeit, Realität.

Das aber, was gehört wird, was ich vernehme und verstehe, das erscheint in mir. Was heißt das? Jetzt kommen wir zurück auf etwas ganz Besonderes, ohne das wir kaum erfassen können, was wir jetzt besprochen haben, nämlich die Stimme. Die Stimme ist das individuelle Kleid, das der Mensch oder das Tier seinem Getön anzieht. Sie besteht aus Klangfarbe, aus Rhythmus, aus Melodie, aus Harmonie, aus all jenen Vielfältigkeiten, die ein Mensch oder ein Tier in sich trägt.

Das ist Stimme. Das Ohr nimmt nicht den Klang selbst, sondern das Kleid des Klingenden, Tönenden, Lautenden im *Bild* in sich auf. Es läßt den Ton selbst, den ich höre, den Klang, den ich vernehme, draußen, aber es erlaubt der Stimme eines Instrumentes, der Stimme der Geige, der Stimme des Menschen, der Stimme der Kuh, der Stimme des Windes, sich in uns einzuschreiben. Das schreibt sich in uns ein, und das Kleid der Stimme wird zur Schrift. Klang ist verkleidet in der Stimme, und ohne dieses individuelle Kleid der Stimme würden uns die reinen Klänge zerreißen und zermalmen. Das Hören hält den Klang auf, läßt aber die Stimme durch, und das Erfassen der Stimme im Bild – wir können sagen als «Schrift» – ist gleichbedeutend mit dem Wahrnehmen durch den Wortsinn. Diesen Prozeß haben wir das Vernehmen genannt. Fällt nun das Auge des Denksinnes auf dieses Schrift, so lesen wir verstehend.

Jetzt wird auch begreiflich, daß dieser Spiegel des Gehirns im Laufe der Menschheitsentwicklung «herausgesetzt» werden mußte. Er ist das Pergament, das Papier oder die Seide, auf die wir diese Schrift einschreiben. Und der hörende Mensch, der vom Wortsinn ergriffen wird, der die Stimme in das Zeichen verwandelt, er wird zur Feder, zum Keil, zum Stift. So hängen die Dinge zusammen. Denn das gehörte Wort ist mindestens so wichtig wie das gesprochene.

Diese Zusammenhänge haben, wenn man sie immer wieder neu zu verstehen versucht, wichtige Folgen für das diagnostisch-therapeutische Handeln im Bereich der Sprache. Der taube oder schwerhörige Mensch versagt an der Hörschwelle, die wir im Bilde des Tores in der Mauer beschrieben haben. Der Laut des Gehörten wird nicht genügend «draußen» gelassen; er dringt viel zu stark in den hörenden Menschen hinein, so daß ein Zuviel an Laut entsteht. Die Stimme und alles, was wir als ihr Kleid kennen gelernt haben, vermag dann nicht in die Wahrnehmung einzutreten. Dadurch werden Vernehmen und Verstehen unmöglich.

Aphasien aber, also Störungen des Vernehmens und Verstehens, offenbaren sich dort, wo die Verwandlung des Kleides der Stimme in die Schrift nicht gelingt. So sehen wir Kinder vor uns, die zwar hören, das Gehörte aber nicht als Zeichen der Schrift erinnern können. Bei anderen Kindern ist dieser Wandlungsprozeß noch möglich, aber der Denksinn vermag lesend das Zeichen der Schrift nicht zu verstehen.

Es kommt nicht darauf an, alle diese sehr differenzierten Störungen mit Namen zu belegen und sie in ein System zu bringen. Viel wichtiger ist, bei jedem einzelnen Kind exakt zu unterscheiden, welcher Bereich der Wandlung des Gehörten gestört ist. Therapeutisch ergeben sich hier vor allen Dingen Aufgaben für den Heil-Eurythmisten. Er soll die gesehene Schrift, die gesehene und angeschaute Sprache, das zu lesende Wort vor diese Kinder hinstellen und mit ihnen vollziehen. Wenn der ganze Mensch in Geste und Gestalt spricht, in der Wortgestalt, dann vermag jener Raum, der immer wieder vor uns hingetreten ist, als heilender Raum langsam zu entstehen.

VII

Fassen wir zum Abschluß noch einmal alles Gesagte rückblickend zusammen. Als erstes haben wir versucht, so genau wie möglich zwischen Sprache und Sprechen zu unterscheiden. Dabei kam es uns in diesem Verhältnis zwischen der Sprache und dem sprechenden Menschen besonders auf den letzteren an. Über die Sprache sollte diesmal nichts Näheres gesagt werden. Das ist bei anderen Gelegenheiten geschehen; mit dem Sprechen wollten wir uns hauptsächlich beschäftigen.

Nun ist es klar und bedarf keiner besonderen Erwähnung, daß es ohne Sprache kein Sprechen gäbe, so wenig es ohne Licht ein Auge, ohne Klang ein Ohr geben könnte. Wie die Sprache den Menschen durchwirkt, haben wir in einem Bild anzudeuten versucht. Wir stellten skizzenhaft den dreigliedrigen Menschen vor uns hin und sagten: Aus dem Weltall, aus dem die Sterne auf uns niederscheinen, da ziehen herein in den Gliedmaßenmenschen die Laute, die Konsonanten und Vokale. Wir nannten das Logos. Nicht über den Kopf, sondern direkt über den Gliedmaßenmenschen geschieht das.

Dann sprachen wir von jener Sphäre, die die Erde umgibt und die mit unserem mittleren Menschen, dem Atmungsmenschen zusammentrifft. Da ziehen die Silben herein, auch alle Silben, die das Kind lallt, nachdem es geboren ist. Zuletzt kamen wir dazu, im Haupt die Organisation zu sehen, mit der wir sprechen. Denn dort werden Silben zu Worten und Worte zu Sätzen.

Im Gliedmaßen- und im Atmungs-Menschen erscheinen Logos und Sprache, im Haupte lebt das Sprechen. Es muß sich in der Evolution des Organismus das Haupt vom Leib abheben. In dem Augenblick, da die Schultern herunterstreben, der Hals sich streckt, das Haupt sich darüber wölbt, entsteht dieser bedeutungsvolle Raum, in welchem Sprache und Sprechen sich begegnen und eineinander fließen können.

Im Bereich des Sprechens haben wir versucht, das gesprochene Sprechen dem gehörten Sprechen gegenüberzustellen. Des weiteren haben wir innerhalb der gesprochenen Sprache die direkte von der indirekten Sprechmotorik unterscheiden gelernt. Schließlich haben wir die Vertikaltendenz der gesprochenen Sprache und die Spiraltendenz der gehörten Sprache erkannt und die Sphäre betreten, in welcher das gehörte Sprechen sich zum Vernehmen und Verstehen wandelt.

Eine wesentliche Einsicht in das Wesen der gesprochenen Sprache kam dadurch zustande, daß wir das knöcherne Schädelskelett als Resonanzorgan der gesprochenen Sprache entdeckt haben. Zuletzt mußten wir uns mit dem in diesem Schädelskelett liegenden Gehirn beschäftigen; in ihm haben wir die reflektierende Spiegelfunktion gefunden, durch die uns die Wandlung des gehörten Wortes zum Bild – wir haben es «Schrift» genannt – bewußt wird. Das resonierende Haupt des Skeletts und das reflektierende Gehirn haben eine zentrale Stellung in unseren Überlegungen eingenommen. Es mag daher abschließend gerechtfertigt sein, auf die Gestalt des Hauptes und dessen Bedeutung noch mit wenigen Worten hinzudeuten.

Wir folgen dabei den verschiedenen Bemerkungen Rudolf Steiners, die er vom Jahre 1916 an bis zu seinem Tode gemacht hat. Er zeigte nämlich, wie sich der Gang des Menschenwesens durch seine aufeinanderfolgenden Inkarnationen in bezug auf den Kopf vollzieht. Das geschieht so, daß das Haupt des einen Lebens an dessen Ende verfällt; die Gesamtheit des Leibes aber gestaltet sich im Durchgang durch das Dasein zwischen Tod und neuer Geburt in das Haupt des Lebens, welches dieser neuen Geburt folgt.

Es besteht also zwischen Haupt und Leib nicht nur eine Beziehung und Einheit für eine Inkarnation, ein Leben. Deren Wichtigkeit für das Verhältnis von Sprache und Sprechen haben wir erkannt. Noch wichtiger beinahe ist aber die Beziehung und Einheit durch die Zeit, d. h. von dem Leib der vorigen Inkarnation zum jetzigen Haupt. Der neue Menschenleib, der sich an das «alte» Haupt während der Embryonalzeit heranentwickelt, nimmt Logos und Sprache auf, aber es ist dieses «alte» Haupt, welches das Sprechen überhaupt erst möglich macht. Es muß also das Schädelskelett und das Gehirn die Zeichen dieser Umwandlung zeigen. Goethe, dem Vorläufer allen Metamorphose-Denkens, Blumenbach und anderen damaligen Anatomen war es schon selbstverständlich, daß der Unterkiefer eine Metamorphose der Beine und der Oberkiefer eine Metamorphose der Arme ist. Auch hat Goethe gesagt, der ganze übrige Schädel sei ein aufgeblasener Wirbelknochen. Er hat von jenem Gang durch die Inkarnationen dichterisch geahnt, er konnte ihn aber noch nicht genauer in die einzelnen Formen hineinbringen.

Wir können diese Metamorphose hier nicht im einzelnen durchführen.

Nur das eine sei noch bemerkt: Für das Gehirn und dessen Bildung kommt in Betracht, daß alle Organe, die der Mensch im vorigen Erdenleben an sich trägt, die Niere, die Leber, die Milz usw. im Durchgang durch die geistige Welt so verwandelt und metamorphosiert werden, daß sich daraus die Substanz und Form des Gehirns in einem neuen Leben bildet. Nur das Herz bleibt ein wenig unabhängig, indem es zur Zirbeldrüse wird. Alles andere fließt gleichsam ineinander.

Dieses Gehirn ist aufgenommen von einem Schädelskelett, das seine Form ebenfalls herleitet aus der vorigen Inkarnation. Was also in dieser vorigen Inkarnation Menschengestalt war, durchdrungen von dem, was wir Logos genannt haben, das ist dadurch jetzt geeignet, im Reflektieren und Resonanzgeschehen die gesamte Sprache in sich aufzunehmen.

Literatur:

1 R. Steiner, «Die Geisteswissenschaft und die Sprache», Vortrag vom 20. 1. 1910, Dornach 1938.
2 R. Steiner, «Heileurythmie», GA 315.
3 R. Steiner, «Der Mensch als Zusammenklang des schaffenden, bildenden und gestaltenden Weltenwortes», GA 230.
4 R. Steiner, Marie Steiner-von Sivers, «Sprachgestaltung und dramatische Kunst», GA 282.
5 R. Steiner, «Inneres Wesen des Menschen und Leben zwischen Tod und neuer Geburt», GA 153.

GEORG v. ARNIM

Der Sprach-Sinn

Entwicklung und Störungen

I

Die Laute, Vokale und Konsonanten, begleiten uns Tag um Tag vom Aufwachen bis zum Einschlafen. Sie klingen in der Gestalt von Worten an unser Ohr und werden im Sprechen das ganze Leben hindurch von uns gebildet. Nicht immer ist uns bewußt, von wieviel Geheimnis sie umgeben sind. Ihre Herkunft ist beinahe so verhüllt wie die Herkunft des Menschen selbst, und es bedarf tiefer geistiger Forschung, um dem Wunder ihrer Bildungen näher zu kommen. Solcher Forschung entsprungene Hinweise verdanken wir weitgehend Rudolf Steiner. Sie erhellen zwei Beziehungsfelder der Laute, die unter heilpädagogischen und sprachtherapeutischen Gesichtspunkten uns besonders wichtig sein müssen.

Die Laute fließen dem Menschen in einem gewissen Sinne aus zwei Richtungen zu. Sie klingen in den Worten der Sprache an sein Ohr und werden von ihm in dem noch über das reine Hören hinausgehenden Prozeß des Laut-Verständnisses aufgenommen. Den Lauten ist eine bestimmte Qualität zu eigen, die ihre Wahrnehmung entschieden von der Wahrnehmung aller anderen denkbaren Klänge abhebt. Sie stellen einen unvergleichlichen Bereich im gesamten Spektrum des menschlichen Sinneslebens dar. Jeder Laut hat nicht nur einen ihm eigentümlichen Klangwert, er hat auch einen gewissen inneren Bildcharakter. Steiner nennt den Laut einmal eine «Imagination» oder eine «imaginative Vorstellung» (1). Die Verbindung des Lautklanges mit dem Bildcharakter ist es, die das Lauterlebnis auf so ausgesprochene Weise von allen anderen Sinneserlebnissen unterscheidet. Das ist die eine Seite der Laut-Wirksamkeit.

Zu gleicher Zeit aber ermöglichen die Laute in vielfältiger Zusammenfügung die Entstehung jener Bildungen, die wir als Worte kennen. Und zwar ist das einmal in der Sprachentwicklung so geschehen, daß in den Worten nicht beliebige Kennzeichnungen der Dinge, sondern ihre wahren Namen erschienen sind. Wahre Namen, das heißt, daß über die rein unterscheidenden Kennzeichnungen hinaus etwas vom inneren Wesen der Dinge durch den Namen erlebbar wird – eine Qualität, die sonst überhaupt nicht wahrnehmbar wäre. Was damit gemeint ist, wird sich gleich noch weiter verdeutlichen.

Beide Vorgänge erscheinen in ihrer inneren Verschmelzung als bedeutungsvolle Doppelfunktion eines jeden Lautes; beide geben uns aber auch gewichtige Rätsel auf. Was macht es, daß wir einen Laut in seiner bestimmten Art als solchen unmittelbar erfassen können und ihn nicht etwa mit irgendeinem andersartigen Geräusch gleichsetzen? Und woher kommt es, daß sich bestimmte Laute, in der einen Sprache diese, in einer anderen jene, zu einem Wort zusammenfinden?

Beide Fragen sind nicht nur von tiefgreifendem theoretischem Interesse. Sie sind gleichzeitig die immer dann wieder erscheinenden Kardinalfragen, wenn sich die Sprachentwicklung bei einem Kind nicht regulär und zeitgerecht einstellen will. Selbstverständlich kann es viele mögliche Ursachen dafür geben, wenn die Sprache unvollkommen erscheint oder gänzlich ausbleibt. Aber dort, wo man es entwicklungsmäßig mit einer Hemmung des allgemeinen Sprachantriebes im Kinde zu tun hat, werden immer diese beiden Grundfragen mit im Spiel sein. Die eine: vermag das Kind den Klang der Laute mit genügender Differenzierung aufzunehmen? Und die andere: kann es eine ausreichende Empfindung für das Zusammenstimmen der Laute eines Wortes mit dem, was das Wort bezeichnet, entfalten?

Betrachten wir diese zwei Gegebenheiten etwas näher. Was zunächst die erste angeht, so ist es zweifellos, daß alle Sprachentwicklung mit Aufnehmen des Sprachklanges und Nachsprechen beginnt. «Nur wenn man Hören lernt, kann man sprechen lernen.» (2) Das gilt nicht allein für das künstlerische Sprechen, es gilt ebenso vorbehaltlos für die ersten Anfänge der kindlichen Sprachentwicklung überhaupt. Allerdings ist dieses Hörenlernen ein komplizierter und nicht leicht zu durchschauender Vorgang. Er erschöpft sich nicht in der akustischen Seite der Sache, sondern enthält Elemente, die durchaus über das, was man allgemein im akustischen Sinne unter Hören versteht, hinausgehen. Steiner spricht einmal im Zusammenhang der künstlerischen Sprachschulung von der Notwendigkeit, ein richtiges «Ohrgefühl» zu entwickeln und damit eine Empfindung dafür, «was geistig sich bewegt» im Sprachklang. Mit dem geschulten Ohrgefühl erlebt der so Geübte dann etwas im Sprachklang seiner Umgebung, das er «in sich selbst hinein beziehen kann» (2). Was mag mit diesem Ohrgefühl gemeint sein? Man kann vermuten, daß darin Wesentliches von dem enthalten ist, was wir als Sprachsinn oder Lautsinn noch eingehend kennenlernen werden.

So wie diese Wahrnehmungfähigkeit hoch ausgebildet und geschult werden kann, ist auch das Gegenteil möglich: mangelnde und gestörte Entwicklung oder gänzliches Fehlen. Immer wieder zeigen sich derartige Erscheinungen bei Seelenpflege-bedürftigen Kindern. Es sind eigentümliche, oft nicht leicht zu erkennende Wahrnehmungsschwächen für sprachliche Eindrücke. Das Hörvermögen ist gut, aber was im Sprachklang lebt, wird nur teilweise oder gar nicht aufgefaßt. Die Folge ist eine verzögerte oder auch völlig ausbleibende Ausreifung des Sprachverständnisses und damit auch des Sprechens. Damit zusammenhängende Fragen und Probleme gewinnen allgemein an Interesse. So wird darauf hingewiesen, «... daß der Begriff der Kindheitsaphasie zunehmend in den Vordergrund der Forschung tritt» (3). Die diesbezügliche Terminologie ist noch vielfältig, das Phänomen aber klar und eindeutig. Nicht nur Sprachverständnis und Sprechenlernen, die gesamte Persönlichkeitsentfaltung der betreffenden Kinder ist tief davon in Mitleidenschaft gezogen.

Damit sind wir bei der Frage nach dem Wesen und den Grundlagen des Wahrnehmungsvorganges für sprachliche Äußerungen schlechthin angelangt. Wir haben gesehen, daß Hören allein im strengen Sinne des Wortes dafür nicht ausreichend ist, und das wird sich auch noch weiter erhärten. Bereits das zunehmende Auftreten von Kindern mit den angedeuteten Störungen ist eine unübersehbare Demonstration dieser Tatsache. Wie aber geht die Lautwahrnehmung, wenn sie noch mehr und anderes ist als Hören, vor sich? So sehr es eine anerkannte Tatsache ist, daß ohne die Gegenwart sprechender Menschen kein Kind sprechen lernen kann, so gering sind unsere Kenntnisse der tatsächlichen Vorgänge, die den die Sprache wahrnehmenden Menschen mit dem Sprechenden verbinden. Die Art und Weise, auf welche ein Kind oder überhaupt ein Mensch eines anderen Menschen Sprache als solche erlebt und versteht, liegt durchaus noch als Rätsel vor uns.

Die andere Frage ist diejenige nach dem Zusammenhang zwischen den Lauten, die jeweils ein Wort bilden, und dem entsprechenden Gegenstand. Gerade diese Beziehung ist es doch, die dem Kind überhaupt erst erlaubt, die Welt der Dinge und die Welt der Namen als eine sich gegenseitig bedingende Ganzheit zu erleben. Ich habe die Überzeugung, daß dieses – wenn auch unbewußt bleibende – Grunderlebnis neben der Nachahmung als Antrieb für das Sprechenlernen unbedingt vorhanden sein muß. Wenn es fehlt oder eingeschränkt ist, kann Sprachverständnis und Sprechen nicht in der richtigen Weise zur Erscheinung kommen. R. Steiner bemerkt bereits in einem pädagogischen Vortrag im Jahre 1919 hierzu das Folgende: «Die äußere

Betrachtungsweise der Welt hat in den letzten Zeiten die Sprache immer auch an Äußerliches angegliedert. Man hat sich gefragt: Woher kommen die Zusammenhänge zwischen den Lauten und dem, was die Laute bedeuten? Man ist nicht darauf gekommen, daß alle Dinge der Welt auf den Menschen einen Gefühlseindruck machen. Irgendwie wirkt jedes einzelne Ding auf das menschliche Gefühl, wenn auch oftmals ganz leise, so daß es halb unbewußt bleibt. Aber wir werden nie ein Ding vor uns haben, das wir mit einem Wort bezeichnen, in dem der Laut ‹O› ist, wenn wir nicht irgendwie vor diesem Dinge ins Staunen kommen, wenn auch dieses Staunen sehr leise ist. Sagen Sie Ofen, so sagen Sie deshalb ein Wort, das ein ‹O› enthält, weil in Ofen irgend etwas liegt, was ein leises Staunen in Ihnen zum Ausdruck bringt. Es ist die Sprache in dieser Weise in dem menschlichen Gefühl begründet. Sie stehen zur ganzen Welt in Gefühlsbeziehung und geben der ganze Welt solche Laute, welche die Gefühlsbeziehung in irgendeiner Weise zum Ausdruck bringen.» (4)

Vorausgehend wurde von Rudolf Steiner die mit dem O verbundene Gefühlsnuance des Erstaunens als ein Beispiel für ein solches lebendiges Lauterlebnis geschildert, und im weiteren Verlauf des Vortrages erscheinen entsprechende Charakterisierungen anderer Laute. Das führt schließlich zur Forderung einer «Bedeutungslinguistik» der Laute, die es damals so wenig in der Wissenschaft gab, wie das noch heute der Fall zu sein scheint. An vielen Beispielen zeigt Steiner immer wieder, wie bestimmte Erlebnisaspekte der Welt der Erscheinungen – unterschiedlich für die verschiedenen Völker und Sprachgebiete – in der Sprachentwicklung zur Herausbildung bestimmter Lautfolgen geführt haben, die dann ein Wort ausmachen. Der Bedeutungsgehalt des Lautes und der Erlebnisaspekt der Erscheinungswelt, also der Gegenstände, haben einen inneren Zusammenhang. Selbstverständlich haben diese Verhältnisse durch den Bedeutungswandel vieler Worte im Laufe der Entwicklung einer Sprache manche Veränderungen durchgemacht. Das ändert aber nichts an der ganz außerordentlichen Bedeutung dieses Zusammenhanges, sowohl für das Spracherlebnis im allgemeinen als auch gerade für den Spracherwerb durch das Kind.

Wir haben schon darauf hingewiesen, daß Wahrnehmungsstörungen dafür, wie sich dieser oder jener Aspekt dessen, was in den sinnlichen Erscheinungen erlebt wird, in der Lautzusammenfügung des entsprechenden Wortes spiegelt, das Sprechenlernen mehr oder weniger einschränken. Sie können es auch ganz unmöglich machen. Folgende Zeilen aus dem bereits zitierten Vortrag Steiners sollen das Gemeinte noch einmal verdeutlichen.

44

«So werden Sie, wenn Sie auf diese Dinge Rücksicht nehmen, hinweggeleitet von der Abstraktheit, auf das zu sehen, was im Lexikon steht: für die eine Sprache dieses Wort, für die andere Sprache jenes Wort. Aber die Worte der einzelnen Sprachen sind da und dort aus ganz anderen Beziehungen hergenommen. Es ist eine reine Äußerlichkeit, wenn man sie einfach vergleichen wollte, und das lexikographische Übersetzen ist im Grunde genommen das schlechteste Übersetzen. Wenn wir im Deutschen das Wort Fuß haben, so hängt es damit zusammen: wir treten auf, wir machen ein Leeres, eine Furche. Fuß hängt mit Furche zusammen. Wir nehmen die Bezeichnung des Fußes von dem, was er tut, von Furche-machen, her. Die romanischen Sprachen, pes, nehmen sie wieder her von Feststehen, Standpunkt haben. Diese der Pädagogik außerordentlich hilfreiche Linguistik, welche die Bedeutungslinguistik wäre, haben wir noch gar nicht in der Wissenschaft, und wir können uns schon die Frage beantworten: Warum haben wir diese Dinge in der Wissenschaft noch nicht, die doch wirklich praktisch helfen können?» (4)

Sie helfen in der Erziehung des gesunden Kindes, sie bilden aber auch den einzigen Zugang zu einem wirklichen Verständnis vieler Erscheinungen der Sprachpathologie. Ernst Moll hat in seinem Buch «Die Sprache der Laute» (5) diese Gegebenheiten in aller Ausführlichkeit dargestellt und die hierher gehörenden Ergebnisse der Geisteswissenschaft Steiners in einer *Lautbedeutungslehre* zusammengefaßt. Gleich am Anfang seiner Darstellung weist er nachdrücklich auf die gegenwärtige Tendenz zur Trennung von Vorstellungs- und Lautgehalt des Wortes hin: «Das alles hängt damit zusammen, daß der Vorstellungs- und der Lautgehalt des Wortes heute auseinanderfallen und vor allem der letztere nicht mehr bewußt erlebt wird. Kinder haben allenfalls noch eine Freude am Wort-Klang. Wenn der Erwachsene den Klang fremder Worte hört, deren Sprache er nicht kennt, dann wird er sogleich nervös und schreit nach der Begriffsbedeutung. Das Wort als Wort kann ihn nicht interessieren, wenn er nicht sogleich weiß, ‹was es heißt›. Dem steht gegenüber das unverstandene Wort als leere Phrase. In abstrakte Begriffe und hohle Phrasen fällt das lebendige Wort auseinander. Das Wort als Leiblichkeit, in der ein Geistig-Wesenhaftes sich verkörpern will, wird verhärtet, und das Begriffliche wird verdünnt und verflüchtigt, unfähig mit dem Wortleib sich zu verbinden.» (5) Obwohl die Arbeit von Moll ganz allgemeinen Charakter hat, kann sie wesentlich helfen, vielen tiefer liegenden Problemen der Sprachpathologie mit dem Verständnis näher zu kommen.

Steiners Darstellung macht es auch ganz deutlich, daß es nicht nur eine Art von Lautmalerei ist, die den Zusammenhang Wort-Gegenstand begründet, wie z. B. bei dem Wort Kuckuck. Die linguistische Bedeutung der Laute liegt viel tiefer, sie ist in einem geistigen Bereich zu suchen. Um das einzusehen, muß man allerdings die aus der anthroposophischen Geisteswissenschaft begründete Tatsache in Betracht ziehen, daß die Laute ihrem Ursprung nach nicht menschliche Hervorbringungen sind. Sie müssen als etwas im Laufe der Evolution Geoffenbartes verstanden werden (6).

Dagegen geht die Meinung heute noch teilweise dahin, daß die Zusammenfügung bestimmter Laute zu einem Wort und ihr Verhältnis zu dem damit bezeichneten Gegenstand willkürlich sei. Beispielsweise schreibt Hammarström gleich am Beginn seines Handbuches der modernen Linguistik (7) das Folgende: «Es ist für die von den Menschen verwendeten Zeichensysteme charakteristisch, daß die Zuordnung von gewissen Zeichenkörpern zu gewissen Zeichensinnen mit einem Terminus Saussures* ‹arbiträr› ist. Ein gewisses Tier z. B. heißt auf Deutsch *Ochse*. Dieser Zeichenkörper ist nicht ‹naturgegeben›, denn das Tier heißt z. B. auf Französisch *boeuf*, und dieser Zeichenkörper funktioniert im Prinzip ebenso gut wie der deutsche.» Mit «Zeichenkörpern» sind die Worte mit ihren Lauten gemeint, mit «Zeichensinnen» deren Bedeutung oder Inhalt. Auf solche Weise bleibt das eigentliche Verhältnis der ein Wort bildenden Laute zum Gegenstand ein Rätsel. Diese Situation ist sehr treffend gekennzeichnet, wenn Gundermann die «Verschmelzung von Gegenstand und Wort» den «linguistischen Stein der Weisen» (8) nennt.

Die gleiche Auffassung findet man in der sonderpädagogischen Literatur. Die Annahme, alle Laute bildeten willkürliche Zeichen und die Sprache sei «... ein lautsprachliches Zeichensystem im Sinne von Saussures signes linguistiques arbitraires ...» (9), macht den eigentlichen Erwerb der Laute durch das Kind, nach dem Überwinden der sogenannten Lallphase, zu einem praktisch unverständlichen Ereignis. Denn mit der Fähigkeit, Laute zu sprechen und dann durch sie Worte zu artikulieren, betritt das Kind eine ganz neue, durch sich selbst seiende Wahrnehmungs- und Ausdruckswelt. Nicht willkürliche Zeichen erfährt es, sondern eine bisher ungekannte Sphäre des Seins erschließt sich ihm, in der es nun gemeinsam mit anderen Menschen wandeln kann. An der zitierten Stelle heißt es zur Beschreibung des Lauterwerbs durch das Kind weiter: «Die Laute erfüllen eine ganz neue

---

* Hier ist Bezug genommen auf: F. de Saussure, Cours de linguistique générale, erschienen 1916.

Funktion, sie bekommen einen phonetischen Wert, d. h. sie erhalten bedeutungbildende sowie unterscheidende Funktion. Sie sind bzw. bilden willkürliche Zeichen.» (9)

Aufgrund unserer vorausgegangenen Auseinandersetzungen müssen wir dagegen sagen: gerade weil die Laute nicht willkürliche Zeichen, sondern geistige Offenbarungen sind, ist es überhaupt möglich, daß sie das annehmen, was «phonetischer Wert» oder «bedeutungbildende und unterscheidende Funktion» genannt wird.

Wären sie nämlich nichts weiter als willkürliche Zeichen, dann könnte das Kind kaum jenes Gefühlserlebnis an ihnen erreichen, das zu ihrem Erwerb unabdingbar ist. Es erscheint mir ganz undenkbar, daß in dem Kind irgendein Bedürfnis zum nachahmenden Plappern und Sprechen der Laute sich zeigen sollte, wenn es dadurch nur willkürliche Zeichen zu erlernen hätte. Tiefgreifende Gefühlserlebnisse, hervorgerufen dadurch, daß in jedem Laut in einer gewissen Weise ein Teil der Welt zur Erscheinung kommt, werden es sein, die das Kind in die Welt der Laute hineinrufen. Ganz abgesehen davon, daß eine enorme Gedächtnis-Leistung notwendig wäre, wenn das Kind nur mit Hilfe von willkürlichen Zeichen seinen Wortschatz zwischen 1 1/2 und 4 Jahren von 10 – 15 auf etwa 2000 Worte steigern sollte (10).

Für eine phänomenologische Betrachtungsweise wird ganz deutlich, daß das Wort und seine Laute nicht nur konventionelle Zeichen sind, sondern eine viel tiefer gehende Beziehung zu den Dingen haben. Ich möchte hier die auch für kindliche Sprachentwicklungs- und Verstehensstörungen sehr interessanten Schilderungen von M. Merleau-Ponty erwähnen (11). Die Gegenstandswelt erlangt erst durch Namen die uns vertraute Bestimmtheit. Das Wort ergänzt den Gegenstand um etwas, das mehr ist als allein ein willkürliches Zeichen; dessen Fehlen läßt den Gegenstand in einer auffälligen Unbestimmtheit. Hervorzuheben ist vor allem die Auffasung von Merleau-Ponty, daß man in jeder Sprache unter gewissen Bedingungen ein Ausdruckssystem entdecken könnte, «... in dem es keineswegs mehr willkürlich schiene, z. B. das Licht ‹Licht› zu nennen, wenn man die Nacht ‹Nacht› nennt». Damit wird hingedeutet auf einen inneren Zusammenhang zwischen Wortbildung und Empfindungsleben, auf den es uns hier wesentlich ankommt.

Gefühlserlebnisse in der von Steiner gemeinten Art können allerdings nur auftreten, wenn nicht Zeichen zu deuten, sondern unmittelbar Sinneseindrücke zu erleben sind. So wie die Farbenfülle eines Sonnenunterganges sich dem Sehsinn offenbart, so muß sich die Lautfülle gleichermaßen einem Sinn offenbaren. Ziemlich unbemerkt von der Welt wurde schon im Jahre 1909 die Lautwahrnehmung durch R. Steiner als unmittelbarer und für sich bestehender Sinnesvorgang erkannt. Die große Tragweite dieser Erkenntnis ist noch heute kaum gewürdigt. Es scheint beinahe so, daß erst die Sprachpathologie, nämlich die «Blindheit» dieses Sinnes, ein breiter angelegtes Verständnis für ihn in Gang bringen wird. Denn beispielsweise dort, wo entwicklungsmäßig trotz gutem Gehör das Sprachverständnis ausbleibt, erlaubt gerade das pathologische Phänomen einen besonders deutlichen Blick hinter die Kulissen des Geschehens. Störungen des Laut-, Wort- oder Sprachsinnes – Steiner nannte ihn verschiedenartig – kommen in allen Schweregraden vor. Sei es, daß die Lautwahrnehmung zu eingeschränkt ist, um das Sprechen überhaupt zu ermöglichen; sei es, daß das Erlebnis der lebendigen Beziehung Laut – Wort – Gegenstand zu schwach ist, um das Sprechbedürfnis genügend anzuregen; sei es, daß nur eine gewisse Schwäche dieses Sinnes vorliegt, die sich dann später in der Unfähigkeit äußert, die Folge der Laute im Wort so zu hören, wie es für ein orthographisches Schreiben erforderlich ist. Alle diese Störungen, auch die schwersten Formen der aus diesem Grunde ausgebliebenen Sprachentwicklung, sind Ausdruck einer spezifischen Sinnesstörung. Sie dürfen daher nicht als Folge einer allgemeinen Intelligenzschwäche mißdeutet werden, sondern können allenfalls als deren Ursache angesehen werden.

Allerdings ist es oft nicht leicht, einen zutreffenden Eindruck davon zu gewinnen, bis zu welchem Grade die Fähigkeit zur Lautwahrnehmung bei einem entsprechend behinderten Kind ausgebildet ist. Es verlangt über längere Zeit ein großes Maß von Einfühlungsvermögen und Aufmerksamkeit seitens des Heilpädagogen, wenn er in solchen Fällen eine zutreffende Beurteilung erreichen will. Mit «objektiven Methoden» hier zu nennenswerten Erkenntnissen zu kommen, dürfte kaum möglich sein, denn wie weit die Erlebnisfähigkeit des Kindes für die Qualität der einzelnen Laute tatsächlich ausgebildet ist, erschließt sich nur dem unmittelbaren Einfühlen – jedenfalls bei schwerer behinderten Kindern. Ich glaube, daß gerade in dieser Beziehung, nämlich in der Beurteilung dessen, was ein Kind lautlich, also rein aus dem Wortklang heraus versteht, im heilpädagogischen Arbeiten die häufigsten Fehler gemacht werden. Die Folgen für ein Kind, auf dessen sprachlich-lautliches Auffassungsvermögen man nicht in der gerade für dieses Kind geeigneten Weise eingeht, sind immer ungünstig.

II

Rudolf Steiner hat seine Sinneslehre von ihrer ersten Beschreibung im Jahre 1909 an immer wieder von den verschiedensten Seiten her erläutert und vertieft. Später ist eine ganze Reihe von Darstellungen anderer Autoren gefolgt. Einige kurze Bemerkungen über das Gesamtgebiet der Steinerschen Sinneslehre mögen deshalb hier genügen.

Der Mensch erlebt seine Umwelt entfaltet in zwölf sinnlichen Wahrnehmungsgebieten. Umwelt so verstanden reicht von Wahrnehmungen im eigenen Leib über die außermenschliche Umwelt bis hin zu allem, was als seelische Äußerungen anderer Menschen auftritt. In drei mal vier Sinnesbereichen lebt der Mensch.

Die im eigenen Leib wirksamen Sinne – Tastsinn, Lebenssinn, Eigenbewegungssinn, Gleichgewichtssinn – sind besonders dadurch charakterisiert, daß sie dem Menschen Fähigkeiten vermitteln. Am Bewegungssinn reift die Bewegung, am Gleichgewichtssinn das Aufrichten des Leibes beim Erwerb des Gehens und des Gleichgewichtes, am Tast- und Lebenssinn das Gestaltgefühl. Das so Erreichte ist durch die ihm innewohnende Wandlungskraft Ausgangspunkt für weitere Fähigkeiten. Was beispielsweise in den leiblichen Funktionen der Bewegungsgestaltung und Gleichgewichtsbildung wirksam war, wandelt sich weiter in mathematische Fähigkeiten. Steiner nennt das, was im Gleichgewichtssinn und Bewegungssinn – belebt durch den Lebenssinn – wirksam ist, «latente Mathematik» (12).

Mit dem Zahnwechsel zeigt sich gewissermaßen die nächste Wirksamkeitsstufe dieser Sinne. Mathematische Fähigkeiten treten auf, mit denen die Außenwelt erfaßt werden kann. Wir «erfassen die Außenwelt mit demjenigen, was bis zum Zahnwechsel in uns gearbeitet hat». (12) Für den Heilpädagogen ist es besonders wichtig, diesen Ursprung der mathematischen Kräfte im Menschen zu kennen, denn bei Seelenpflege-bedürftigen Kindern bleibt die angedeutete Umwandlung nur zu häufig aus.

Dieser Eigenschaft der Leibessinne, in aufeinanderfolgenden Stufen Fähigkeiten hervorzurufen, steht in gewisser Weise wie eine Polarität gegenüber die Wirkungsweise der Erkenntnissinne, die der Wahrnehmung dessen dienen, was Seelenäußerungen anderer Menschen sind. Das wird sich bei der näheren Betrachtung des Wortsinnes ergeben. Eine ausführliche heilpädagogische Beschreibung der Leibessinne ist besonders durch Karl König gegeben worden (13).

Tastsinn	
Lebenssinn	Wahrnehmung im eigenen Leib:
Eigenbewegungssinn	Fähigkeiten
Gleichgewichtssinn	

Die mittlere Sinnesgruppe – Geschmack, Geruch, Sehsinn, Wärmesinn – wendet sich der außermenschlichen Umwelt zu. Mit diesen Sinnen werden die Elemente des Flüssigen und Luftigen, so wie sie in Geschmack und Geruch zum Ausdruck kommen, wahrgenommen. Es erschließt sich ihnen weiterhin das Wärmehafte, ebenso die Welt des Lichtes und der Farben. Sie schaffen nicht, wie die Leibessinne, Fähigkeiten. In ihnen zeigt sich mehr die innere Aktivität des Sinnesprozesses gegenüber der so gemeinten elementaren Umwelt. Ein Beispiel ist etwa in den Vorgängen der Gegenfarbenbildung im Auge oder in der Reaktion des Geschmacksinnes auf vorausgegangene konstrastierende Geschmackserlebnisse zu sehen.

Geschmack	
Geruch	Elementare Umwelt:
Sehsinn	innere Sinnesaktivität
Wärmesinn	

Als dritte Gruppe treten jene vier Sinne auf, die der Wahrnehmung im Seeleninneren anderer Menschen dienen. Der Hörsinn stellt gewissermaßen einen Übergangsbereich dar, insofern hörend menschliche Äußerungen und außermenschliche Klänge oder Geräusche aufgenommen werden können. Die ganz auf das Seeleninnere anderer Menschen begrenzten sinnlichen Wahrnehmungsvorgänge zeigen sich in dreifacher Weise:

Sprachsinn: Wahrnehmung sprachlicher Äußerungen, so wie sie in den Lauten und Worten gegeben werden.
Denksinn: Wahrnehmung der Gedankenbildungen des anderen Menschen.
Ichsinn: Wahrnehmung der Ich-Erscheinung im anderen Menschen.

Es kommt viel darauf an, von vornherein deutlich zu machen, daß der Wahrnehmungsbereich dieser Sinnesgruppe im Seeleninnern jedes anderen Menschen zu suchen ist, dessen Sprache, Gedanken, Ich-Sein meiner Wahrnehmung sich ergeben soll. «Durch den Lebenssinn, den Eigenbewegungssinn, den Gleichgewichtssinn taucht der Mensch in die eigene Leiblichkeit unter und empfindet sich als ein Wesen der Außenwelt. Durch den Geruchssinn, den Geschmackssinn, den Gesichtssinn offenbart sich das Körperliche, insofern es sich nach außen hin kundgibt. Durch den Wärmesinn offenbart es die Innerlichkeit, doch noch in einer äußeren Art. Mit Hilfe des Gehörsinnes, des Sprachsinnes, des Begriffssinnes nimmt der Mensch *eine fremde, ihm äußere Innerlichkeit wahr.*» (14) (Hervorhebung von mir.) So hat Steiner es 1910 ausgedrückt. Die Beschreibung des Tast-Sinnes und des Ich-Sinnes kam erst später, im Jahre 1916, hinzu.

Hörsinn
Lautsinn
Denksinn
Ichsinn

⎫
⎬
⎭

Wahrnehmung im
Seeleninneren
anderer Menschen

Mit dieser Formulierung bezüglich der Wahrnehmung in einer fremden, mir äußeren Innerlichkeit kommt die ganze Reichweite des Problems zum Ausdruck. Eigentlich steht vor dem heutigen Menschen als äußerst dringliche Aufforderung die Aufgabe, diese Wahrnehmungskraft für eine fremde, ihm äußerliche Innerlichkeit, also für das Innere des fremden Seelenlebens, überhaupt erst einmal bewußt kennenzulernen. Die soziale Bedeutung dieses Geschehens liegt auf der Hand. Die Beziehungen und Verhältnisse zwischen Menschen müssen tiefgreifend davon beeinflußt werden, ob es in der Zukunft so werden wird, daß der eine Mensch nur versucht, das Inhaltliche der Äußerungen des anderen auf die eine oder andere Weise zu erschließen – oder ob er verbunden mit den Äußerungen des anderen eine *unmittelbare* Wahrnehmung von dessen Innerlichkeit, von dessen seelischem Sein erlangen kann. Gegenüber dem eigenen seelischen Innenbereich des Wahrnehmenden selbst stellt dies eben ein Fremdes dar. Der Mensch wird darauf angewiesen sein, allmählich ein Wissen von der Existenz dieser Wahrnehmungsprozesse zu gewinnen, wenn auch zunächst nur ein sehr eingeschränktes Bewußtsein von deren Wirkungsweise möglich sein mag.

Im Laufe unseres Jahrhunderts hat allerdings die Meinung immer mehr Raum gewonnen, daß gerade dieser Vorgang zu vernachlässigen und erkenntnismäßig nicht faßbar sei. Es hat sich die Verhaltensforschung entwikkelt, die allein das beobachtbare Verhalten als Grundlage jeglichen Zuganges und alles Erkennens eines anderen Wesens, sei es Mensch oder Tier, gelten lassen möchte. In bezug auf das Sprachliche erwähne ich in diesem Zusammenhang das schöne Buch von W. Porzig «Das Wunder der Sprache» (15). In dem Kapitel über Sprache und Seele kommt er auf die Verhaltensforschung zu sprechen und weist darauf hin, daß den *mittelbaren* Zugängen zu den seelischen Erscheinungen immer größerer Wert beigemessen wird. «Man beobachtet das, was man von außen sehen kann, also das Verhalten der

Lebewesen und so auch das des Menschen. Das ist die Verhaltensforschung.» Nach einem Hinweis auf den Vorteil der Nachprüfbarkeit dieser Methode fährt er dann aber fort: «Aber gerade wenn es sich um menschliches Verhalten handelt, hat man doch den Eindruck, daß bei diesen Beschreibungen eine sehr wesentliche Seite der Erscheinungen fehlt, nämlich eben unsere eigenen ‹inneren› Erlebnisse dabei. Das mag in vielen Fällen unerheblich sein, aber gerade für das Verständnis der Sprechvorgänge können wir diese ‹innere› Seite des Verhaltens nicht entbehren.»

Tatsächlich steht diese Frage ganz im Mittelpunkt dessen, was uns beschäftigt. Wie geschieht es, daß die Sprache, nicht der gedankliche Inhalt des Mitgeteilten, sondern eben die Sprache als solche zu inneren Erlebnissen führen kann. Ich will noch einmal hervorheben, was in etwas anderer Formulierung bereits zum Ausdruck gebracht wurde. Ohne innere Erlebnisse an der Sprache, an ihrem Klang und ihrem Wesen, bleibt der spontane Antrieb zum Erlernen des Sprechens aus. Das Suchen nach dem wahren Charakter jener Wahrnehmungen, die notwendig sind, um innere Erlebnisse an der Sprache haben zu können, ist deshalb nicht nur theoretisch notwendig; es ist ein ständiges Bemühen im heilpädagogischen Alltag, wenn man es mit Kindern zu tun hat, die diese Erlebnisfähigkeit nicht oder nur eingeschränkt besitzen.

Die Grundlage aller Spracherlebnisse sind zweifellos die Laute. Porzig stellt mit Recht die Lautung als entscheidenden Zug im Aufbau eines Gespräches heraus. Nur ist es eben bisher nicht möglich gewesen, die Brücke zu finden zwischen der Lautentstehung im Sprechenden und dem innerseelischen Lauterlebnis im Wahrnehmenden. Dieser Vorgang ist schon deshalb besonders verhüllt, weil er nicht genügend vom Hören als dem Aufnehmen von Klängen oder Geräuschen einerseits und vom Erfassen des Gedankeninhaltes andererseits abgegrenzt wird. Gerade die Sprachpathologie, entwicklungsmäßig gesehen, zeigt, welche zentrale Stellung dem reinen Lauterlebnis zukommt. Das kann aber nur genügend erfaßt werden, wenn Hören, Lautwahrnehmung und Gedankenwahrnehmung als drei gesonderte Sinnesvorgänge zur Geltung kommen.

III

Rudolf Steiner hat seine Sinneslehre über einen Zeitraum von zwölf Jahren hin, von 1909 – 1921, in zahlreichen Einzeldarstellungen aufgebaut. Jede von ihnen eröffnet neue und unerwartete Ausblicke auf das sinnliche Wahrnehmungsfeld. Man bemerkt, wie einförmig unsere konventionellen Vorstellungen in dieser Beziehung sind; wie von Grund auf anders gedacht und empfunden werden muß, um der Wirklichkeit der Sinnesvorgänge etwas näher zu kommen.

Beim Durchlaufen dieses Zeitraumes von zwölf Jahren ist es, im Hinblick auf die Schilderungen des Lautsinnes, so, als ob gewissermaßen in vier Stufen jeweils eine Hülle von seinen Geheimnissen entfernt würde. In immer neuen Wendungen erschließt sich nach und nach das Wesen dieses Sinnes, das bislang noch ganz im Dunkel des Unerkennbaren gelegen hat.

Die erste Erwähnung des Lautsinnes geschah anläßlich der Grundlegung der zwölffachen Sinneslehre im Jahre 1909 (16).

Von Anfang an wird der Sprachsinn, wie R. Steiner ihn bei seiner ersten Erwähnung nennt, in auffälliger Weise hervorgehoben. Hindeutend auf die damit verbundene Wahrnehmungsfähigkeit heißt es: «Das ist ganz besonders wichtig für die Fundamentierung der Anthroposophie.» Die Wichtigkeit bezieht sich auf die Einsicht, daß alles durch die Sprache gegebene in einem echten Sinnesvorgang wahrgenommen und nicht durch Urteilen erkannt wird. Das gerade macht das Charakteristische jedes eigentlichen Sinnesvorganges aus, daß zunächst kein Urteil hinzugefügt zu werden braucht, sondern sich das Erlebnis auf die reine Wahrnehmung beschränkt. Wir werden noch sehen, wie sehr in der Gegenwart die Auffassung, daß Sprache durch eine Art von urteilender Tätigkeit gedeutet oder wie ein Signal entschlüsselt werden müßte, einem Verständnis dessen entgegensteht, was der Sprachwahrnehmung wirklich zugrunde liegt. Steiner erwähnt damals auch bereits das Außerordentliche der Tatsache, daß ein Kind Gesprochenes zu verstehen und selbst Sprechen zu lernen vermag, bevor es über eine entsprechende Urteilsfähigkeit verfügt. Diese grundlegende Erscheinung hat Karl König ja dann zu weiterer Auseinandersetzung damit angeregt (17).

Kurz darauf, im Jahre 1910, unterstreicht Steiner noch einmal die Überdeckung und Verhüllung des Sprachsinnerlebnisses durch die Betätigung des Urteilens (14). Gerade aber das Erfassen urteilsfreier Verhältnisse vom Wahrnehmenden zum Sprechenden hin ist von grundlegender Bedeutung. In dieser Beziehung kann die Lautwahrnehmung durchaus als ein etwa der Farbwahrnehmung entsprechneder Vorgang betrachtet werden.

Auch das reine Farbenerlebnis oder beispielsweise ein Geschmackserlebnis ist zunächst ganz urteilsfrei. Das Urteil darüber, was es ist, geht bereits deutlich über das Sinneserlebnis als solches hinaus. Die Andersartigkeit der Urteilsbetätigung gegenüber der unmittelbaren Sinneswahrnehmung wird uns noch mehrfach begegnen. Eines können wir aber jetzt schon sagen: Das Allerentscheidendste am Sinnesvorgang ist das Zusammentreffen der Seelenkräfte des Menschen, diese als etwas geistig «Substantielles» betrachtet, mit dem, was wahrgenommen wird. Etwas von jenen Kräften, die ich als Seele in mir trage, muß «hinfließen» zu dem, was als Farbe in der Welt vorhanden ist. Das Urteilen ist von anderer Art, es geschieht allein im Wahrnehmenden, in mir, ist ganz auf mich begrenzt. So sehen wir deutlich, warum der erste Schritt, die erste Stufe des Verständnisses für den Sprachsinn in der Klärung der Tatsache liegen mußte, daß die Lautwahrnehmung ein urteilsfreier Vorgang ist.

Die Erwähnung des Lautsinnes im Jahre 1910 führt außerdem zu einer erweiterten Beschreibung seines Wahrnehmungsgebietes. Es reicht nämlich über den gehörten Laut oder das gehörte Wort hinaus: «In Betracht kommt, daß der hörbare Laut nicht das einzige ist, wodurch sich dem Menschen eine solche Innerlichkeit offenbart, wie es beim Sprachlaut der Fall ist. Auch die Geste, Mimik, das Physiognomische führt zuletzt auf ein Einfaches, Unmittelbares, das ebenso in das Gebiet des Sprachsinnes gerechnet werden muß wie der Inhalt des hörbaren Lautes.» (14)

Etwas ganz anderes zeigt sich in den Erläuterungen zur Sinneslehre, die im Jahre 1916 gegeben werden. Wenn der erste Schritt hin zum Lautsinn in der Überwindung der «Urteils-Illusion» lag, dann bezieht sich der nächste auf Bewußtseinsfragen. Das Motiv des Erwachens ist es, der Bewußtseinserwekkung, das jetzt eng verbunden mit dem Sprachsinn erscheint. Ein bestimmter Vorgang des Erwachens muß sich im Lautsinnerlebnis vollziehen. Etwas, das ganz aus dem Bewußtsein verschwunden ist, muß bewußter als bisher werden, – die reine Wahrnehmung der Laute und damit untrennbar verbunden die Wahrnehmung im Seeleninnern des andern, also des sprechenden Menschen. Dafür mußte erst die Verhüllung, die in der vermeintlichen Betätigung des Urteilens bei der Sprachwahrnehmung liegt, hinweggeräumt werden. Wir erinnern uns hier auch an die oben erwähnte Bemerkung von Moll.

Die verschiedenen Sinneswahrnehmungen, in denen der Mensch lebt, sind mit ganz unterschiedlichen Bewußtseinsgraden versehen. Das Sinnesleben vermittelt uns nicht nur diese oder jene Wahrnehmungsinhalte. Mit der Zwölfheit der Sinne ist gleichzeitig ein Spektrum sehr differenziert abgestufter Bewußtseinserlebnisse gegeben. So ist die Erinnerungsfähigkeit für Gesichtseindrücke viel lebendiger und bewußtseinsnäher als beispielsweise diejenige für einen Geruch oder Geschmack. Mit letzterem können ausgeprägte Situationserinnerungen verbunden sein. Das reine Geschmacks- oder Geruchserlebnis als solches wird aber keineswegs so klar erinnert wie ein gesehenes Bild. Noch schwerer ist es, sich über Jahre zurückliegende Tasterlebnisse ins Gedächtnis zu rufen. Man hat auch wenig Bedürfnis danach. Bei genügender Selbstbeobachtung ist die so ganz unterschiedliche Erlebnisdeutlichkeit jedes einzelnen Sinnes leicht nachzuprüfen. Von der Wirkungsweise des Bewegungssinnes oder des Gleichgewichtssinnes hat man so gut wie gar kein Bewußtsein.

Rudolf Steiner hat diese Tatsache in einem außerordentlich sprechenden imaginativen Bild ausgedrückt (18). Faßt man die Zwölfheit der Sinne in das Bild des Tierkreises, der von der Sonne des Bewußtseins durchwandert wird, dann liegen die Leibessinne in nächtlichem Dunkel (Abb. 1). Dämmerung waltet über Geschmacks- und Geruchssinn. Erst mit dem Gesichtssinn

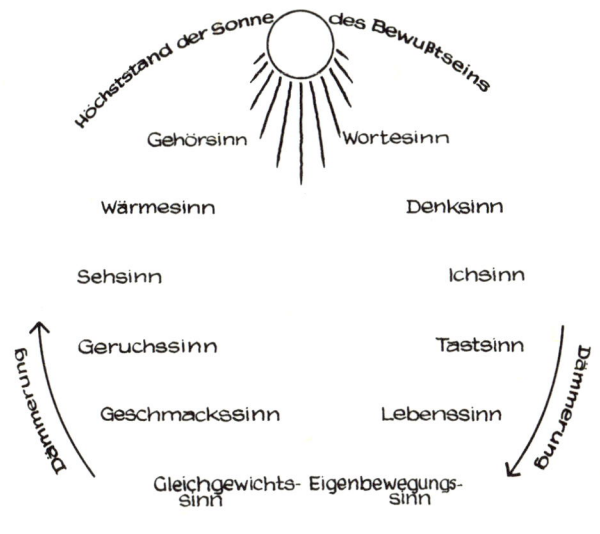

nähern wir uns dem Wachbewußtsein. Damit ist die Sonne des Bewußtseins über dem Horizont aufgegangen.

Steiner führt dieses Bild dann weiter aus: «Die Sonne geht immer höher und höher. Zum Wärmesinn kommt sie, zum Tonsinn, vom Tonsinn in den Sprachsinn. Die Sonne steht am Mittag. *Zwischen Tonsinn und Sprachsinn ist die Mittagszeit des Seelenlebens.*» (Hervorgehoben von mir.) Im Weiterschreiten, hin zum Denksinn und Ichsinn, läßt die Bewußtseinsschärfe, die Möglichkeit an dieser Sinneswahrnehmung zu erwachen, für den gegenwärtigen Menschen schon wieder etwas nach. Man kann aber sicher vermuten, daß in der weiteren Evolution, im zukünftigen Fortschreiten der Entwicklung sich diese «Mittagszeit des Seelenlebens» auch zum Denksinn und später zum Ichsinn hin ausbreiten wird. Zweifellos muß dem aber in der Gegenwart der Erwachensprozeß am Lautsinn vorausgegangen sein. Ohne diesen Schritt werden auch die weiteren Entwicklungen sich nicht in der notwendigen Weise vollziehen können. Es muß sich also in der Gegenwart der höchste Wachheitsgrad innerhalb des Sinneslebens am Lautsinn heranbilden.

Für unser Gegenwartsbewußtsein ist diese Einsicht von großer Wichtigkeit. Die der «Bewußtseinsseele» entsprechende Bewußtseinsentfaltung geschieht nicht mehr allein an der Wahrnehmung der uns umgebenden Naturreiche. Sie wendet sich hin zum anderen Menschen. Die große Bedeutung dieser Tatsache für alle sozialen Zusammenhänge wurde schon hervorgehoben. Die oben erwähnte Bemerkung Steiners, mit dem Sprachsinn zusammenhängende Vorgänge seien von ganz besonderer Wichtigkeit «für die Fundamentierung der Anthroposophie», erfährt unter diesen Gesichtspunkten eine weitere Verdeutlichung. Überwachheit im visuellen Bereich und zu große «Schläfrigkeit» im Laut- und Spracherleben stellt eine Fehlentwicklung dar, deren Folgen in weiten Bereichen des gegenwärtigen sozialen Lebens bereits unverkennbar sind.

An der gleichen Stelle wird noch einmal mit großer Eindringlichkeit eine Auseinandersetzung mit der im Grunde genommen absurden Annahme vollzogen, der Mensch müsse sich das, was als innerseelischer Empfindungsgehalt in der Sprache eines anderen Menschen lebt, im Wahrnehmungsprozeß erst deuten und darüber ein Urteil fällen. «Also denken Sie einmal, die Seele des anderen soll man sich deuten durch ihre Äußerungen! Wenn jemand einem ein liebes Wort sagt, das soll man erst deuten! Ist das wahr? Nein, es ist nicht wahr! Das liebe Wort wirkt unmittelbar, wie die Farbe, die auf Ihr Auge wirkt! Und dasjenige, was als Liebe in der Seele lebt, wird auf den Flügeln des Wortes in Ihre Seele getragen, so wie die Farbe in Ihr Auge getragen wird. Unmittelbare Wahrnehmung ist es, von einer Deutung ist da nicht die Rede. Die Wissenschaft muß uns erst in ihrer Egoität abschließen . . ., um nicht aufmerksam darauf zu machen, daß wir, indem wir mit unseren Mitmenschen leben – und ich habe gesagt: beim Ichsinn, Denksinn, Sprachsinn kommt es darauf an –, wir unmittelbar mit ihren Seelen leben. Wir leben mit den Seelen der anderen, wie wir mit den Farben und mit den Tönen leben, und wer das nicht einsieht, weiß überhaupt nichts vom seelischen Leben. Das ist das Wichtigste, daß man gerade solche Dinge durchschaut. Es werden heute ausführliche Theorien verbreitet darüber, daß eigentlich alle Eindrücke, die wir von anderen Menchen bekommen, nur symbolisch seien und gedeutet würden aus den Äußerungen. Es ist aber gar nichts wahr daran.» (18)

Im Herbst des gleichen Jahres bespricht Steiner die Sinneslehre erneut. Jetzt werden zum ersten Mal ausführliche Hinweise auf die Sinnesorgane des Laut-, Denk- und Ichsinnes gegeben. Es soll dies hier zunächst nur erwähnt werden. Die Frage nach dem Sinnesorgan des Lautsinnes wird uns in einem späteren Abschnitt noch ausführlicher beschäftigen. Es handelt sich dabei gleichfalls um eine Einsicht in das, was dem «Erwachen» zugrunde liegt. So wie hier das psychologische Bild davon gegeben wurde, haben wir es dort mit den entsprechenden physiologischen Vorgängen zu tun.

1917 wird wiederum in mehr psychologischem Zusammenhang die neue Sinneslehre geschildert und nochmals klargemacht, daß es sich beim Hören, beim Vernehmen von Worten und Erfassen von Gedanken um drei durchaus unterschiedliche Sinnesvorgänge handelt (19). Entsprechende Organe zum Vernehmen von Worten und Erfassen von Gedanken sind ebenso vorhanden wie das Ohr für das Hören. Allerdings sind die erstgenannten Sinnesorgane nicht in der gleichen Weise äußerlich erkennbar, wie das bei den Ohren der Fall ist. Darin liegt zweifellos eine der Hauptschwierigkeiten für ein Verständnis und eine Anerkennung dieser Sinnesvorgänge.

Es tritt dann aber ein weiteres Motiv auf, das wir bei einer Charakterisierung der Stellung des Sprachsinnes nicht außer acht lassen dürfen. Im Zusammenhang der Besprechung von Auffassungen Franz Brentanos erscheint die Frage des Zusammenfließens verschiedener sinnlicher Wahrnehmungen zu einem geschlossenen Sinneseindruck. Es ist uns selbstverständlich, daß bei der Betrachtung einer erklingenden Glocke ihre Form, ihre Bewegung und ihr Klang zu einem einheitlichen Sinneseindruck verschmelzen. Man könnte sich aber vorstellen, daß das nicht unbedingt der Fall sein müßte. Die tiefgreifenden Folgen dieses Prozesses liegen darin, daß die Unterschiedlichkeit der Bewußtseinsintensität der einzelnen Sinne dabei mit im Spiel ist. Unser Realitätserlebnis der Sinneswelt gegenüber ist in gewisser Weise durch das Zusammenklingen mehrerer Sinne unterschiedlichen Bewußtseinsgrades bedingt. Der Wichtigkeit dieses Zusammenhanges wegen sei hier ein etwas ausführlicheres Zitat eingefügt. «Nun liegt, wenn der Mensch einem Sinnes-Objekte gegenübersteht, die Sache so, daß er niemals bloß durch *einen* Sinn einen Eindruck erhält, sondern außerdem immer noch durch *wenigstens einen anderen* aus der Reihe der oben angeführten. Die Beziehung zu *einem* Sinne tritt mit besonderer Schärfe in das gewöhnliche Bewußtsein; die andere bleibt *dumpfer.* Es besteht aber zwischen den Sinnen der Unterschied, daß eine Anzahl derselben die Beziehung zur Außenwelt mehr als eine äußerliche erleben läßt; die andere mehr als etwas, was mit dem Eigen-Sein in engster Verknüpfung ist. Sinne, die mit dem Eigen-Sein in engster Verknüpfung sich befinden, sind z. B. der Gleichgewichtssinn, der Bewegungssinn, der Lebenssinn, ja auch der Tastsinn. In den Wahrnehmungen solcher Sinne gegenüber der Außenwelt wird stets das eigene Sein dumpf mitempfunden. Ja, man kann sagen, es tritt eine Dumpfheit des bewußten Wahrnehmens eben deshalb ein, weil die Beziehung nach außen von dem Erleben des Eigen-Seins übertönt wird. Ereignet sich z. B., daß ein Gegenstand *gesehen* wird, und zugleich der Gleichgewichtssinn einen Eindruck vermittelt, so wird scharf wahrgenommen das Gesehene. Dieses Gesehene führt zu der Vorstellung des Gegenstandes. Das Erlebnis durch den Gleichgewichtssinn bleibt als Wahrnehmung dumpf; jedoch es lebt auf in dem Urteile: ‹das Gesehene ist› oder ‹es ist das Gesehene›.» (19)

Diese Tatsache ist heilpädagogisch von sehr großem Interesse. Ich vermute, daß bei Seelenpflege-bedürftigen Kindern häufig die genügende Verschmelzung mehrerer Sinne zu einem geschlossenen Sinneseindruck bis zu einem gewissen Grade ausbleibt. Denn es handelt sich dabei zweifellos um einen Entwicklungsvorgang, der mehr oder weniger verzögert und beeinträchtigt auftreten kann. Wenn sich das auch schlecht im üblichen Sinne beweisen läßt, so hat man doch aus der Beobachtung der Kinder stark diesen Eindruck.

Die Störung eines Sinnes, sagen wir des Sprachsinnes, bedeutet damit nicht nur, daß die erkennende Funktion dieses bestimmten Sinnes vermißt wird. Vielmehr werden letzten Endes alle anderen Sinne davon mitbetroffen sein. Denn das gesamte Bewußtseinsspektrum der Sinne stellt in seinen zwölf Stufen – entsprechend den zwölf Sinnen – doch wiederum etwas

Einheitliches und Ganzes dar. Genauso wie schließlich unser Tages- und Nachtbewußtsein zusammen genommen das menschliche Bewußtsein schlechthin bilden. Daß dieses menschliche Gesamtbewußtsein in sich eine vielfältige Differenzierung an Bewußtseinsgraden enthält, bedarf keiner besonderen Erwähnung. Der Bewußtseinsmangel eines Sinnes muß aber die innere Ausgewogenheit des Gesamtsinneslebens beeinträchtigen.

Dieser Aspekt der Sinneslehre, d. h. die Bedeutung der Zusammenwirkung der Sinne, ist in der heilpädagogischen Arbeit, meinem Eindruck nach, eine bisher noch nicht genügend gewürdigte Tatsache. Tiefgehende Ausfälle, gerade des wachsten Sinnes, nämlich des Sprachsinnes, stellen wahrscheinlich besonders störende Eingriffe in das Bewußtseinsgleichgewicht der Sinnes-Zwölfheit dar. Das heißt also, daß Entwicklungsstörungen des Wortsinnes, wie wir sie noch näher kennenlernen werden, nicht nur eine unvollständige Wahrnehmung der Laute und Worte bewirken, sondern daß dadurch dem gesamten sinnlichen Wahrnehmungsfeld eine bestimmte Komponente der Wachheit verlorengeht. Dieser Verlust an Wachheit, der, bildlich gesprochen, das ganze Gefüge der Sinne gewissermaßen auseinanderbrechen kann, scheint oft eine mindestens so nachhaltige Folge von Sprachsinnstörungen zu sein wie der eigentliche Verlust an Lautwahrnehmungsfähigkeit im engeren Sinne. Um nur ein praktisches Beispiel zu erwähnen: Wenn ein lautsinngestörtes Kind Mimik und physiognomischen Ausdruck des Erwachsenen nicht genügend erfassen kann, hat das sicher eine derartige «Gleichgewichtsstörung» des gesamten Sinneslebens zur Folge.

Im Herbst 1919 spricht Steiner erneut über die Sinneslehre. Sie bildet einen zentralen Teil der «Allgemeinen Menschenkunde» (20). Noch einmal erscheint hier das Problem der Zusammenfügung mehrerer Sinne zu einer geschlossenen Einheit. Erst dieser Vorgang ist es, der die Grundlage für die Betätigung des Urteilens schafft. Eine einzelne Sinneswahrnehmung allein ergibt noch nicht die Voraussetzungen hierfür. Die Auseinanderlegung der Sinneswelt in die verschiedenen Sinnesbereiche ermöglicht es der Ich-Kraft im Menschen, diese Zwölfheit auf vielfältigste Weise wieder zusammenzufügen und so sich urteilend als «Ich» zur Erscheinung zu bringen. «Sie sehen jetzt hinein in den tieferen Sinn unseres Verhältnisses zur Welt. Hätten wir nicht zwölf Sinne, so würden wir wie Stumpflinge auf unsere Umgebung hinschauen, würden nicht innerlich das Urteilen erleben können. Da wir aber zwölf Sinne haben, so haben wir damit eine ziemlich große Anzahl von Möglichkeiten, das Getrennte zu verbinden.» (20)

Für unseren Zusammenhang ist es wichtig, daß auf diese Weise entstehende Urteile unterschiedliche Nuancierungen bekommen, je nachdem, welche der drei Sinnesgruppen im Vordergrund steht. Jeweils wird das Bewußtseinserlebnis eine andere Betonung erhalten. Der Anteil der Leibessinne bleibt weitgehend unbewußt, vermittelt aber die Seinssicherheit. Die Umweltsinne nehmen eine Mittelstellung ein. Die Erkenntnissinne verlangen den höchsten Grad an Wachheit. Steiner wählt an der zitierten Stelle als Beispiel die Wahrnehmung eines farbigen Kreises. Das Farberlebnis als Wahrnehmungsanteil des Sehsinnes ist vordergründig; der «bewegungssinnliche» Wahrnehmungsanteil der Kreisform wird uns seinem Ursprung nach kaum bewußt. Es muß uns erst gesagt werden, daß es der Bewegungssinn ist, der die Wahrnehmung der runden Form hervorbringt; gleichzeitig ist er es aber auch, der uns die Sicherheit von der materiellen Existenz des farbigen Kreises gibt. Wir können ein anderes Beispiel wählen: man hört einen Menschen in einer fremden Sprache ein Gedicht rezitieren. Der Hörsinn kommt da in Betracht, der Gleichgewichtssinn zur Wahrnehmung der Versform, der Sehsinn, insofern wir den Sprechenden anschauen, und schließlich der Sprachsinn in der Wahrnehmung der Laute und Worte. Der Gesamtsinneseindruck ist schon sehr kompliziert zusammengesetzt, wahrscheinlich sind sogar noch mehr Sinne beteiligt. Die größte Bewußtseinsleistung, der höchste Grad an Wachheitsentfaltung als Entwicklungsvorgang wird vom Sprachsinn verlangt. Dem gegenüber hat das Roterlebnis in dem erstgenannten Beispiel durchaus noch einen träumenden Charakter. Die intensivste Bewußtseinsentwicklung wird also nicht am eigenen Leib erlangt und nicht an der Welt, sondern am anderen Menschen. Dort liegt der entscheidende Bewußtseinsanstoß in der gegenwärtigen Zeit.

In der «Allgemeinen Menschenkunde» gibt Steiner zum ersten Mal eine grundlegende Schilderung der Wirkungsweise der Erkenntnissinne. Er stellt dies zwar anhand des Ichsinnes dar, man kann aber sicher annehmen, daß das Grundsätzliche des Vorganges gleichermaßen für den Denksinn und den Sprachsinn in Betracht kommt. Die entscheidenden Sätze des betreffenden Abschnittes sind die folgenden: «Worauf beruht eigentlich das Wahrnehmen des Ich des anderen Menschen? . . . Stehen Sie einem Menschen gegenüber, dann verläuft das folgendermaßen: Sie nehmen den Menschen wahr eine kurze Zeit; da macht er auf Sie einen Eindruck. Dieser Eindruck stört Sie im Innern: Sie fühlen, daß der Mensch, der eigentlich ein gleiches Wesen ist wie Sie, auf Sie einen Eindruck macht wie eine Attacke. Die Folge davon ist, daß Sie sich innerlich wehren, daß Sie sich dieser Attacke widersetzen, daß Sie gegen ihn innerlich aggressiv werden. Sie erlahmen im Aggressiven, das

Aggressive hört wieder auf; daher kann er nun auf Sie wieder einen Eindruck machen ... Aber es ist noch etwas anderes der Fall. Indem die Sympathie sich entwickelt, schlafen Sie in den anderen Menschen hinein, indem die Antipathie sich entwickelt, wachen Sie auf und so weiter. Das ist ein sehr kurz dauerndes Abwechseln zwischen Wachen und Schlafen in Vibrationen, wenn wir dem anderen Menschen gegenüberstehen. Daß es ausgeführt werden kann, verdanken wir dem Organ des Ich-Sinnes. Dieses Organ des Ich-Sinnes ist also so organisiert, daß es nicht in einem wachenden, sondern in einem schlafenden Willen das Ich des anderen erkundet – und dann rasch diese Erkundung, die schlafend vollzogen wird, in die Erkenntnis hinüberleitet, das heißt, in das Nervensystem hinüberleitet.» (20)

Die Gegensätzlichkeit zur Wahrnehmungsweise der Leibessinne wird ganz anschaulich. Bei ihnen überwiegt völlig das mehr oder weniger unbewußte Willenserlebnis im eigenen Leib. Ein Vorgang der Bewußtwerdung findet kaum statt. Das bewußtseinsbildende Antipathieelement fehlt den Leibessinnen weitgehend. Wenn es gegenüber dem eigenen Leib auftritt, handelt es sich gewöhnlich um einen pathologischen Zustand der Leibentfremdung. Ich denke da an manche Kinder mit schweren Verhaltensstörungen oder Zwängen. Es kann vorkommen, daß sie ihren Leib und ihre eigenen Gliedmaßen wie fremde Gegenstände behandeln. Die formende, Fähigkeiten veranlagende Kraft der Leibessinne verträgt es nicht, sich aus dem Bewußtseinsdunkel des sympathiebetonten Willensbereiches zu erheben. Geschieht das, wird sie zu sehr berührt von Antipathiekraft und Bewußtseinserhellung, dann entstehen jene krankhaften Zustände der Leibentfremdung und des zwanghaften Seelenlebens. Dem gegenüber geben uns die Erkenntnissinne ein anderes Rätsel auf. Wie sollen wir das Verlassen des eigenen Leibes zur Erkundung des fremden Seeleninnern verstehen?

Ein halbes Jahr später, im Frühjahr 1920, findet Rudolf Steiner nahezu die gleichen Formulierungen, die wir eben für den Ich-Sinn kennengelernt haben, für den Sprachsinn. Die sinnliche Verfassung beim Anhören von Sprache wird unmittelbar mit dem Schlaf verglichen. Allerdings ist es ein ständiges Wechselspiel zwischen dem «Außer-sich-Sein» in dem so verstandenen Schlaf und dem wieder «In-sich-Sein» in der Wachheit. In einem wellenartigen Vorgang schwingt die verstehende Seele des lauschenden Menschen zwischen unbewußtem Aufnehmen und bewußtem Verstehen. Ich zitiere die entsprechenden Worte Steiners, besonders im Hinblick auf die Ähnlichkeit mit der erwähnten Stelle in der «Allgemeinen Menschenkunde»: «Und worauf beruht denn das Zuhören? Darauf geht man gewöhnlich in der

Psychologie nicht ein. Sehen Sie, wir schlafen abends ein, wachen des Morgens auf. Das wissen wir. Wir können es hinterher konstatieren, indem wir uns sagen: Da setzt in der nachherigen Erinnerung unser Bewußtsein aus. Was mit uns vorgeht vom Einschlafen bis zum Aufwachen, das ist der äußeren Wissenschaft, der Nicht-Geisteswissenschaft, nicht bewußt. Aber die innere Seelenverfassung, die ist keine andere, wenn Sie zuhören, als wenn Sie schlafen. Nur wechseln Sie da fortwährend zwischen Außer-sich-Sein und In-sich-Sein. Das ist außerordentlich bedeutsam, daß man sich dieser ondulierenden Tätigkeit des Seelenlebens bewußt werde: ich höre, da bin ich hingegeben an die Außenwelt; aber immer zwischen dem Hören habe ich Augenblicke, wo ich eigentlich in mir aufwache; und hätte ich sie nicht, so würde mir das Hören gar nichts helfen. Fortwährend findet im Zuhören, im Hinschauen Aufwachen, Einschlafen statt, auch wenn wir wachen. Es ist ein fortwährendes Ondulieren: Aufwachen, Einschlafen, Aufwachen, Einschlafen. Das heißt, schließlich beruht unser ganzer Umgang mit der Außenwelt auf dieser Fähigkeit, in das andere übergehen zu können, wenn ich es paradox ausdrücken darf: in das andere hineinschlafen zu können. Was ist es denn schließlich anders, einem Gespräch zuhören, als in den Inhalt dieses Gespräches hineinzuschlafen? Und das Verstehen ist das aus diesem Gespräche Aufwachen. Nicht anders ist es. Das heißt aber, wir müssen versuchen, nicht aus dem Bewußtsein heraus dasjenige erreichen zu wollen, was eigentlich aus dem Unbewußten, aus dem Schlafen oder Träumen des Menschen herausgeholt werden soll.» (21)

Es liegt fraglos eine kompositorische Bedeutung darin, wenn in dem über Jahre hingehenden Aufbau der Sinneslehre der Sprachsinn so erscheint, daß zuerst von dem Erwachen, von seinen bewußtseinserweckenden Eigenschaften die Rede ist. Jetzt wird es klar, daß es sich nicht nur um Wachheit im allgemeinen handelt; das Erwachen muß in einem viel bestimmteren Sinne verstanden werden. Es bekommt nämlich seine eigentliche Bedeutung dadurch, daß es auf den Schlaf, auf das «Hereinschlafen» in das Gehörte folgt. Jeder Schlaf trägt in irgendeiner Weise das Streben nach Erwachen in sich. Wir erkennen als den wahren Kern des unmittelbaren, schlafenden Wahrnehmens in der Seele des anderen Menschen, in der mir fremden und äußeren Innerlichkeit, das darauf folgende und dadurch hervorgerufene Aufleuchten des Erwachens. Die Erkenntnis-Sinne sind Vermittler eines Bewußtseinsaktes, auf dessen bewußte Pflege der Mensch gegenwärtig weniger verzichten kann denn je – am allerwenigsten im Kindesalter. Denn eben daraus erwächst eine die Entwicklung anregende Kraft. Wir sind hier bei dem eigentlichen Charakteristikum der Erkenntnis-Sinne und in erster Linie des Sprach-Sinnes angekommen: Erwachen! Vom Menschen selbst hängt die zukünftige Stärkung oder Schwächung dieses Sinnes ab.

Das «Verlassen des Leibes» im Sinnesprozeß ist im Grunde genommen so viel oder wenig rätselhaft wie der Schlaf selbst. Steiner weist ausdrücklich darauf hin. Für den gegenwärtigen Stand der wissenschaftlichen Erkenntnis ist es noch undurchsichtig, warum der Mensch genötigt ist, immer wieder durch Phasen des Schlafes zu gehen, und ebenso, was eigentlich, d. h. welche Funktion sich im Schlaf erholt. «Hingegen ist eine elementare Frage trotz aller gewonnenen Einsichten unbeantwortet geblieben. So paradox es klingen mag: Wir wissen bis heute noch nicht, warum wir Menschen ein rundes Drittel unseres Lebens in einem Zustand relativer Ruhe verbringen müssen. Wohl sind wir uns aus eigener Erfahrung und Mitteilungen anderer bewußt, daß Schlaf ‹entmüdet›. Aber weder ist es bis jetzt gelungen, eindeutig festzustellen, worauf Ermüdung und Entmüdung im Sinne biochemischer Vorgänge beruhen, noch irgendeine Funktion des Organismus zu finden, die der Erholung durch den Schlaf bedarf.» (22)

Solange der Schlaf sich uns nicht zeigt als ein verhältnismäßig leibfreierer Zustand des menschlichen Seelen-Geistwesens, als es das Wachen ist, solange wird auch ein durchgreifendes Verständnis jenes Sinnesvorganges, der den einen Menschen mit dem anderen verbindet, nicht möglich sein. Denn erst der ganze Umfang dessen, was den Inhalt des Schlaflebens tatsächlich ausmacht, nämlich die Verbindung des menschlichen Geist-Seelenwesens mit einem überphysischen, geistigen Makrokosmos, kann wahres Licht auf das Rätsel des Erlebens der fremden Innerlichkeit werfen. Es ist nichts anderes als das Erleben des Mikrokosmos im anderen Menschen.

Es erheben sich hier sehr interessante Ausblicke auf das Wesen der Zeit. Seelische Prozesse – was wir hier betrachten, sind im wesentlichen seelische Vorgänge – sind zwar insofern Zeitabläufen unterworfen, als es ein «früher» und ein «später» gibt. Diese Zeitelemente sind aber weder meßbar noch im Sinne eines erkennbar sich entfaltenden Kontinuums zu verstehen. Der Zusammenfall eines Traumbildes mit einem äußeren Ereignis zeigt das auf einfache Weise. Jeder kennt Traumerlebnisse, die «zeitlos» an einem Geschehnis, das in den Schlaf hineinwirkt, entstehen. So kann ein lautes Geräusch im Traum als ein Schuß erscheinen, dem im gleichen Traumerleben alle möglichen Ereignisse vorausgegangen sind, ohne allerdings Zeit dafür in Anspruch genommen zu haben. Denn das ganze Traumbild begann ja erst mit dem Hineinwirken des äußeren Geräusches in den Schlaf.

Beispielsweise ist in dem Sammelband «Dichter erzählen ihre Träume» ein in dieser Beziehung aufschlußreicher Traum Richard Dehmels geschildert. Er versucht im Traum, seine Frau aus einem Gefängnis zu befreien, schließlich gelingt es ihm und sie stürzt ihm mit einem Jubelschrei entgegen. Im selben Moment erwacht er an dem lauten Geräusch der heulenden Dampfpfeife eines Schiffes auf der Elbe. Diesem Zusammenfallen zwischen Jubelschrei im Traum und dem Ertönen der Dampfpfeife ist im gleichen Traum eine lange auf dieses Ereignis hinführende Geschichte vorausgegangen (23).

Es gibt also Zeitabläufe, die wir als solche äußerlich nicht verfolgen können, die aber doch ein Früheres und Späteres in sich enthalten. Die zeitlichen Geschehnisse, die dem Einschlafen und Erwachen in der Wirkungsweise des Sprachsinnes zugrunde liegen, werden einen ähnlichen Charakter haben. Eine erkennbare, kontinuierliche Gestaltung in der Zeit tritt erst dort auf, wo es sich um Lebensvorgänge handelt, das heißt um alles das, was im Sinne Steiners den ätherischen Bildeprozessen zuzuordnen ist. Die mechanisch am Raum gemessene Zeit der Uhr wäre dann gewissermaßen die letzte Stufe der Vergegenständlichung des Zeitgeschehens.

Die andere grundlegende Feststellung, der wir hier begegnen, liegt in der Tatsache, daß die Aufnahme dessen, was der fremden Innerlichkeit entspringt, nur in der Phase der Unbewußtheit, eben des Schlafes, möglich ist. Dieser eigentlich aufnehmende Teil des Verstehens kann niemals als bewußter Vorgang gesucht werden. Die Auffassung von sprachlichem Verständnis als einen Decodierungsvorgang, bei dem die Laute und Worte die Rolle von Signalen spielen, verkennt damit gerade den Teil des gesamten Ablaufes, auf den es eigentlich ankommt. Allerdings ist damit ein ganz neuer Schritt verbunden. Die Richtung des Geschehens in der Sprachwahrnehmung darf nicht nur vom Sprechenden zum Hörenden hin verstanden werden, sondern, wie aus allem Gesagten hervorgeht, zunächst vom Hörenden zum Sprechenden. Auf die Einsicht in das Wesen dieser Umkehr gegenüber der üblichen Denkweise kommt sehr viel an. Sie wird uns noch mehrfach beschäftigen.

Mir scheint, daß man bei sehr sorgfältiger und intimer Selbstbeobachtung etwas von dem wahren Charakter der Erkenntnissinne an sich erfahren kann; vielleicht am ehesten im Hinblick auf den Lautsinn. Es gibt eine Empfindung dafür, daß zwischen dem sich Hingeben an das Erklingen eines Lautes oder Wortes und dessen vollbewußtem Aufnehmen «etwas» liegt, das mit dem Bewußtsein nicht lückenlos verfolgt werden kann. Natürlich darf man hier nicht einer Selbsttäuschung zum Opfer fallen. Ich glaube aber doch, daß solche Empfindungen möglich sind. Der typisch ratlose Gesichtsausdruck von Kindern, die an einer Lautsinnschwäche oder an einem Ausfall dieses Sinnes leiden, ist die pathologische Erscheinungsform dieses Geschehens.

Im Sommer des Jahres 1920 wird von Rudolf Steiner das Motiv des Hinausdringens aus dem eigenen Leib durch die Sinnesorgane im Verlaufe des sinnlichen Wahrnehmungsprozesses erneut aufgenommen und für jeden einzelnen Sinn behandelt. Die ganze Darstellung geht von einer Gegenüberstellung der Leibessinne mit allen übrigen Sinnen aus. Durch die ersteren dringt man tiefer hinein in den eigenen Leib; durch die letzteren dringt man hinaus in die Welt beziehungsweise hin zum anderen Menschen. Bei den Erkenntnissinnen ist das Hinausdringen am ausgeprägtesten und hat seinen ganz eigenen Charakter: «Und wir dringen auch tiefer in das Wesen eines Äußeren ein, wenn wir es verstehen durch den Wortesinn, als wenn wir sein inneres Wesen bloß tonhaft hören.»(24) Das Wahrnehmen durch den Wortesinn bedeutet also, das seelische Innere eines anderen Menschen auf viel intensivere Art zu erreichen, als dies beim Hören allein der Fall ist. Der «Schlaf» muß gewissermaßen ganz die dem Sprachsinn angemessenen Züge annehmen.

Bei der hier gegebenen Schilderung wird die Wahrnehmungsfähigkeit des Wortsinnes ausdrücklich mit einem gewissen inspirativen Element in Zusammenhang gebracht. Dieser inspirative Charakter erfährt beim Übergang vom Hörsinn zum Wortesinn eine entscheidende Steigerung, eine neue Tingierung, wie R. Steiner sich ausdrückt: «Wenn wir durch den Wortesinn, durch den Sprachsinn unseren Leib verlassen, dann tingieren sich wiederum die Inspirationen. Das ist etwas, was ganz besonders wichtig ist, daß man kennenlernt dasjenige Organ, das ebenso real da ist in der physischen Organisation, wie der Gehörsinn da ist, wenn man sich ein Gefühl erwirbt zunächst für das, was der Sprachsinn ist. Wenn man durch dieses Organ den physischen Leib mit dem Geistig-Seelischen verläßt, so tingiert sich die Inspiration mit innerlichem Erleben, mit dem Sich-Eins-Fühlen mit dem fremden Wesen.» (24) Mit besonderer Dringlichkeit wird hier auf die Notwendigkeit hingewiesen, das Sinnesorgan des Wortesinnes kennenzulernen. Bevor wir uns dem zuwenden, soll noch die letzte, vierte und in gewisser Weise wichtigste Stufe in der Beschreibung des Sprachsinnes betrachtet werden.

Im Sommer 1921 gibt Steiner die letzte zusammenfassende Darstellung der zwölf Sinne. Sie ist für die Erkenntnissinne hingerichtet auf die Enthüllung der in ihnen lebenden moralischen Kraft. Diese letzte der vier Stufen, über die der Weg zum Erkennen des Wortsinnes führt, ist ein bedeutungsvoller Höhepunkt. Wir sind damit an dessen innerem und wahrem Wesen, am eigentlichen Kern der ganzen Frage angelangt. Man empfindet, daß hier Quellen menschlicher Gemeinsamkeit liegen, die in der Zukunft immer bewußter erschlossen werden müssen. Wäre das nicht der Fall, dann müßten destruktive und chaotische Züge stärker und stärker in das soziale Leben einziehen.

Die Erkenntnissinne hängen ganz anders als alle übrigen davon ab, daß sie in ihrem eigentlichen Wesen erkannt und entfaltet werden. Andere Sinne, das Sehen oder Hören, kann der Mensch pflegen oder auch vernachlässigen, selbst schädigen. Er kann aber kaum etwas für ihre eigentliche innere Bildung und Entwicklung tun. Beim Sprachsinn ist es anders. Der sprechende Mensch arbeitet gegenüber dem hörenden an der unmittelbaren Bildung dieses Sinnes. Am ausgeprägtesten geschieht das gegenüber dem Kind, wenn es beginnt die Sprache zu erwerben. Wie im goetheanistischen Sinne das Auge am Licht sich gebildet hat, so bildet der Wortsinn sich an der gesprochenen Sprache.

Die bereits im Jahre 1920 untersuchte Sinneswirkung innerhalb und außerhalb des Leibes wird von Steiner 1921 wieder aufgenommen und folgende Einteilung gegeben (Abb. 2) (25). Dabei zeigt sich ein weiterer, sehr

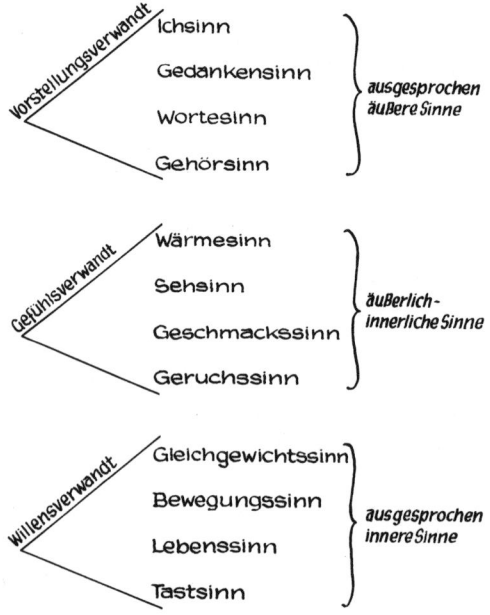

eigentümlicher Unterschied in der Wirkungsweise der drei Sinnesgruppen. Die Leibessinne, kann man sagen, nehmen insofern «objektiv» wahr, als sie selbst an der Gestaltung des Wahrgenommenen unmittelbar beteiligt sind. Wiederum läßt sich das an pathologischen Erscheinungsformen am klarsten erkennen. Es besteht ein unmittelbarer Zusammenhang zwischen dem Ausformungsgrad einer Bewegung und der Bestimmtheit, mit der sie durch den Eigenbewegungssinn wahrgenommen wird. Ausformung und Wahrnehmung der eigenen Bewegung verlaufen gleichsinnig. Das ist bei der Entwicklung kindlicher Bewegungsstörungen deutlich zu beobachten, angefangen von geringfügiger Ungeschicklichkeit bis hin zu schweren Formen kindlicher Gehirnlähmungen. Immer hängt die Ausreifung der Bewegungsgestalt von ihrer Selbst-Wahrnehmung durch den sich Bewegenden ab beziehungsweise ist durch deren Störung beeinträchtigt. Beides läßt sich nicht voneinander trennen. Gerade da, wo die Bewegung sich in stetiger Bildung und Umbildung befindet, nämlich in der Kindheit, wird das besonders anschaulich.

Ganz anders verhält es sich mit den mittleren Sinnen. Da wird das Miterleben der Umwelt in einer gewissen komplementären Weise durch die eigene Aktivität der Sinne ergänzt. Wie sauer etwas Saures mir schmeckt, hängt davon ab, wie mein Geschmackssinn darauf reagiert. Es spielt mit hinein, ob ich zuvor etwas Süsses genossen habe; vielleicht auch ganz allgemein, wie mein Stoffwechsel konstituiert ist. Steiner wählt, um diese Wirkungsweise der mittleren Sinne ganz deutlich zu machen, das Beispiel von Essig und Moselwein. Wenn die Säure des Essigs mich das Gesicht verziehen läßt oder der Moselwein in mir eine angenehme Empfindung hervorruft, dann ist es der Geschmackssinn, der aus seiner eigenen Aktivität heraus der Wahrnehmung in diesem Augenblick gerade den mir entsprechenden Charakter gibt. Es liegt also für die mittleren Sinne immer eine Art von komplementärem Kontrast zwischen der Eigenaktivität des betreffenden Sinnes und der Wirkung der Außenwelt vor. Dadurch wird letzten Endes ein solches Sinneserlebnis bestimmt. Am deutlichsten kommt das bei der Gegenfarbenbildung im Auge zum Ausdruck. Wie farbig einem Menschen die Welt erscheint, ist sicherlich weitgehend davon mitbestimmt, ob er konstitutionell über eine starke oder schwache Kraft der Gegenfarbenbildung verfügt. Mir ist der Fall einer Persönlichkeit bekanntgeworden, bei der durch einen schweren körperlichen Schock das Farbempfinden für längere Zeit stark beeinträchtigt war und sich erst allmählich wieder erholte. Der Schock hatte, wie man annehmen muß, die Kraft der Gegenfarbenbildung eingeschränkt.

Diese kurzen Andeutungen mögen helfen, die völlig anderen Vorgänge bei der Wahrnehmung von Worten, Gedanken oder dem Ich-Sein eines anderen Menschen zu verdeutlichen. Ihr Erleben darf gerade nicht von dem Wahrnehmenden so in sein subjektives Empfinden hineingenommen werden, wie das beim Geschmack von Essig oder Moselwein der Fall ist. Was der sprachliche oder gedankliche Ausdruck des anderen Menschen ist, muß in *dessen* bestimmten Charakter, in dem was es unverwechselbar ist, in der Weise wie sich *sein* Wesen mir mitteilt, erfahren werden. «Hier sieht man das Hereinragen des Moralischen in dem Augenblicke, wo man die Dinge im rechten Licht sieht.» (25) Die Erkenntnissinne sind darauf hingerichtet, rein aufzunehmen, was sich im Wesen des anderen Menschen ausdrückt. Das «Hineinschlafen» in den anderen erlaubt weder an dem Wahrgenommenen zu formen, wie bei den Leibessinnen, noch es, wie bei den mittleren Sinnen, durch «eigene Aktivität» zu ergänzen. Darin liegt der moralische Charakter des Sprachsinnes und der weiteren Sinne dieser Gruppe. Es drückt sich darin auch das Außerordentliche der Tatsache aus, daß der Mensch mit diesen Sinnen begabt ist.

Ersichtlich geht es nicht darum, daß das, was der andere sagt oder denkt, durch den Aufnehmenden, mehr oder weniger bewußt, einer falschen Interpretation unterzogen werden könnte. Es handelt sich auch nicht darum, daß man ja natürlich gegenüber dem Inhalt des Gehörten eine andere Meinung haben oder bekommen kann, wenn man darüber nachdenkt. Mir scheint vielmehr, der Sinnesvorgang, der sich hinrichtet auf die «fremde, mir äußerliche Innerlichkeit», ist in sich selbst ein Geschehnis, das, spirituell gesehen, aus den Kräften des Moralischen im Menschen gespeist wird. Was der Mensch als das Streben zum Guten in sich trägt, wird doch letzten Endes die Substanz hergeben müssen, aus der heraus die Belebung dieser Sinnesvorgänge immer wieder geschehen kann. Steiner hebt das klar hervor. «Hier sehen wir, wie etwas Moralisches einfach aus einer sonst ganz amoralischen Betrachtungsweise sich ergibt.» (25) Der sonstige Sinnesbereich kann nicht ohne weiteres in dieser Weise unter moralischen Gesichtspunkten betrachtet werden, wie das für die Wahrnehmungen gilt, die sich dem Menschen am anderen Menschen offenbaren. Wenn das, was – entsprechend dem Schema – für die «äußerlich-innerlichen Sinne» gilt, sich hineinschieben würde in das Gebiet der ausgesprochenen «äußeren Sinne», dann müßte das Wesen des Moralischen in zunehmendem Maße verletzt werden.

Man kann es auch noch anders ausdrücken. Bei den Erkenntnissinnen, die Steiner hier ganz konsequent als äußere Sinne bezeichnet, kommt der subjektive Anteil des Wahrnehmenden, d. h. seine subjektive moralische Kraft, wie bei keinem anderen Sinne in Betracht. Die subjektive Fähigkeit, das durch die oberen Sinne Wahrgenommene in seiner Reinheit zu erhalten, wird zweifellos immer mehr einer besonderen Pflege bedürfen. Aus diesem Grunde kann Steiner dann auch sagen: «Sie sehen also, richtig subjektiv sind gerade die ausgesprochen äußeren Sinne. Die müssen dasjenige, was durch sie wahrgenommen wird, im ausgesprochenen Sinne in unsere Menschlichkeit hereinbefördern.» (25) Ähnliches ist schon in der Einleitung angeklungen.

Schließlich erwähnt Steiner noch einmal die Frage des Organes für den Wortesinn. Es sei zwar noch nicht durch die Physiologie erforscht, vorhanden sei es aber genauso als ein abgegrenztes Organ, wie ein solches beispielsweise für das Hören vorhanden ist. Interessanterweise betont Steiner hierbei die Wichtigkeit, die der «Analyse des Erlebnisfeldes», das mit diesem Organ zusammenhängt, zukommt, wenn man das Organ selbst wenigstens annäherungsweise erfassen will. Unsere bisherigen Auseinandersetzungen haben sich deshalb vorwiegend mit dem Charakter dieses Erlebnisfeldes beschäftigt.

Etwas später, in dem gleichen Vortrag, wiederholt Steiner noch einmal seine Bemerkung über das Sinnesorgan des Wortesinnes und fügt hinzu, daß eine gewisse Einsicht in das Wesen dieses Organes aus den Voraussetzungen des gegenwärtigen Menschenlebens durchaus möglich ist. «Dabei kommen wir noch lange nicht auf irgendeine höhere Anschauung, sondern wir kommen nur auf das, was im gewöhnlichen Menschenleben spielt.»(25)

IV

Der folgende Versuch der Auseinandersetzung über das Sinnesorgan des Sprachsinnes kann nur in ganz anfänglichem und tastendem Zusammentragen einiger Gesichtspunkte bestehen. Für die Heilpädagogik und Sprachtherapie wird aber doch viel darauf ankommen, in der Zukunft weiter an diesen Fragen zu arbeiten. Zunächst erwähne ich die mir bekannten darauf bezüglichen Mitteilungen R. Steiners. Die erste fällt bereits in das Jahr 1909 in unmittelbarem Zusammenhang mit der Einführung der neuen Sinneslehre. Bei der gleichen Gelegenheit wird noch eine Charakterisierung der in den Lauten wirksamen Obertöne und von deren Bedeutung für die Lautwahrnehmung gegeben. Ich will aber darauf hier nicht eingehen. Die zweite Mitteilung wird, wie erwähnt, im Jahre 1916 gemacht, also sieben Jahre später. Beide Beschreibungen stehen in engem Zusammenhang mit den in den entsprechenden Jahren hervorgehobenen Gesichtspunkten bezüglich des Sprachsinnes selbst.

Wir entsinnen uns, daß es zunächst darum ging, die Sprachwahrnehmung nicht als Urteilsbetätigung aufzufassen, sondern als unmittelbaren Sinnesvorgang. Eine der leiblichen Grundlagen dafür wird bereits an dem auf die erste Mitteilung folgenden Tag geschildert. Um sie näher kennenzulernen, muß man die geisteswissenschaftlichen Darstellungen der menschlichen Wesensglieder zu Hilfe nehmen. Der physische Leib ist in vielen seiner Funktionen getragen und belebt durch den Bildekräfteleib (Ätherleib); mit beiden verbinden sich der Seelenleib (Astralleib) und die Ich-Organisation. (26) Der Bildekräfteleib oder Ätherleib ist von Kräften bestimmt, die in gewissen Strömungsrichtungen zum Ausdruck kommen. Physiologisch spiegelt sich das in der gesamten Flüssigkeitsorganisation des Menschen.

In diesem Bereich ist eine der als physiologisch zu bezeichnenden Voraussetzungen für das Laut-Erlebnis und -Verständnis zu suchen. Solche Voraussetzungen sind von ähnlicher Art innerhalb eines Volkes oder einer Menschengruppe, die die gleiche Sprache benutzt. In diese Gestaltung des menschlichen Bildekräfteleibes wirken die Sprachgeister hinein. Das ist nicht nur im allgemeinen, sondern im wesenhaften Sinne des Wortes zu verstehen: «Sie bewirken, daß der Mensch den Laut nicht nur hören kann, sondern ihn auch verstehend zu erleben vermag. Sie machen, daß der Mensch nicht nur imstande ist, einen Ton, ein g oder cis zu hören, sondern auch, daß er, wenn er einen Laut hört, dabei etwas erlebt, nämlich das, was das Innere des Lautes ist; daß er ein A zum Beispiel dem *Lautsinne* nach vernimmt.» (hervorgehoben von mir.) (16) Das kommt in den «Säftewirkungen» zum Ausdruck darin, daß der «Säfteumlauf» in eine gewisse Richtung gebracht wird. «Daß zum Beispiel der Mensch im A den entsprechenden Sinn des Lautes wahrnimmt, bewirken auch die feineren Säfte.» (16)

In der äußerlichen Erscheinung zeigt sich diese Wirkung in den Volksphysiognomien. In bezug auf den Zusammenhang zwischen den ein Wort bildenden Lauten und dem entsprechenden Gegenstand beziehungsweise Begriff ergibt sich daraus, daß die Angehörigen einer bestimmten Sprachgruppe in ihrem Bildekräfteleib so organisiert sind, daß sie den Zusammenhang bestimmter Laute mit einem Ding gewissermaßen als leibliche Erfahrung in sich veranlagt tragen. Daß also in der deutschen Sprache das

Lauterlebnis B den Beginn des Wortes Baum bildet, ist ein Ausdruck dieser Tatsache. Das leiblich vorgebildete Lauterlebnis spiegelt in besonderer Weise, was in diesem Sprachbereich beim Erleben eines Baumes durchgemacht wird. In anderen Sprachgebieten sind es andere Erlebnisse und entsprechend andere Laute, die dann auftreten. Steiner hat an sehr vielen Beispielen erläutert, wie sich auf diese Weise Lautbedeutung und Gegenstandserlebnis verknüpfen. Einiges davon wurde bereits angeführt, weiteres soll noch folgen.

Wir haben es also mit Abläufen zu tun, die sich ganz *im* Menschen abspielen; allerdings in ganz anderer Art, als das bei der Urteilstätigkeit der Fall ist. Wir erfahren, daß Menschen, die in einem Sprachbereich verbunden sind, in ihrem Ätherleib ähnliche Strukturen tragen. Diese stellen einerseits eine Grundlage für das Erlebnis des Zusammenhanges Laut-Wort-Gegenstand in dem betreffenden Sprachbereich dar. Andererseits sind sie notwendig für das Sprachverständnis. Es entsteht geradezu dadurch, daß mit Hilfe dieser bestimmten Konfiguration des Ätherleibes die angedeuteten Qualitäten der Laute unmittelbar erfahren werden können. Wir werden später sehen, wie viele Störungsmöglichkeiten es hier gibt. Die Konfiguration des Ätherleibes in dieser Beziehung kann unvollkommen sein. Dann werden die Laute gewissermaßen wirklich zu «Signalen» – damit werden sie aber zugleich auch nicht mehr verstanden. Daß vielfältige Erweiterungsmöglichkeiten dieses Erlebnisbereiches durch das Erleben von fremden Sprachen bestehen, ändert nichts an dem Grundsätzlichen des Vorganges.

Eine Erläuterung Steiners aus dem Jahre 1924 zu dem, was bereits 1909 veranlagt ist, sei hier noch einmal eingefügt: «Nehmen wir das deutsche, unschuldige Wort ‹Kopf›. Wenn man vom o ausgeht, so hat man zunächst das innere Seelenerlebnis der Rundung. Das o ist immer etwas, was in Sympathie eine Sache umfaßt. Ebensogut könnten wir an dem K, dem p, und dem f zeigen, was eigentlich ‹Kopf› sagen will. Kopf drückt aus die runde Form, die das menschliche Haupt hat. Kopf ist das Bestreben der Seele, die plastische Gestaltung des Kopfes im Lautbilde nachzubilden.

Nun ist es eine Eigentümlichkeit des Deutschen, daß er just die plastische Form, die Kugelform des Kopfes nachbildet. Er tut es ja nicht nur beim Menschen, er sagt auch Kohlkopf, wenn er die runde Form nachbilden will. Ich meine also, nicht bloß zum Menschenkopf sagt man Kopf, sondern auch zum Kohlkopf sagt man Kopf. ... Würden die Italiener, die Franzosen, dasselbe ausdrücken wollen am Menschenkopf, die Rundung, dann würden sie auch sagen Kopf; wenn man dasselbe ausdrückt, kann man kein anderes

Wort gebrauchen als Kopf, wenn auch etwas verändert. Im Laufe der Geschichte verschieben sich die Dinge. Es gibt eine Lautverschiebung, aber das kommt nicht an das Wesentliche heran. Der Italiener zum Beispiel bezeichnet gar nicht die plastische Form, sondern er bezeichnet am menschlichen Haupte das Feststellen, also daß irgend etwas ausgesagt, festgestellt wird, wie man im Testament auch etwas feststellt. Er sagt ‹testa› und bezeichnet damit das Feststellen, dasjenige, was mit dem Bezeugen, mit dem Zeugnisablegen des menschlichen Hauptes zusammenhängt.

Würde der Deutsche einen Sinn haben, dasselbe Faktische am menschlichen Haupte auszudrücken wie der Italiener, so würde er auch testa sagen und nicht Kopf. Für ein von demselben Gesichtspunkte aus Gesehenes ist nur ein Wort möglich.

Man könnte daher sagen: Die Nationen unterscheiden sich nicht durch die Worte, sondern die Nationen unterscheiden sich durch das, was sie an den Gegenständen empfinden. Der eine bezeichnet die Kugelform des Kopfes, der andere bezeichnet das, was aus dem Mund kommt.» (27) Diese Dinge spielen für die Pathologie eine wichtige Rolle, besonders im Hinblick auf mögliche Störungen des Wortesinnes. Eben dann, wenn eine ungenügende Ausbildung des Ätherleibes vorliegt. Darin besteht eine der Grundlagen eines unzureichenden Wort- und Laut-Verständnisses.

Wenden wir uns nun jener Seite des Sprachsinn-Problems zu, das in den Schilderungen des Jahres 1916 in den Vordergrund tritt. Wir haben die psychologischen Gesichtspunkte kennengelernt, die mit den Erfordernissen des Erwachens zusammenhängen. Gibt es auch physiologische Vorgänge, die dafür eine Bedeutung haben? Und sind sie soweit faßbar, um für ein Verständnis des Sprachsinnes weiterhelfen zu können?

Die direkte Erwähnung des Sinnesorganes für den Sprachsinn geht zunächst von dem Zusammenhang zwischen der Bewegungsfähigkeit des Menschen und der Wortewahrnehmung aus. An der gleichen Stelle wird auch das Sinnesorgan des Denksinnes und des Ichsinnes besprochen. Allen drei Organen ist gemeinsam, daß sie nicht eng lokalisiert sind, wie etwa das Ohr oder das Auge, sondern in einem deutlichen Zusammenhang mit der menschlichen Gestalt erscheinen. Wir wenden uns dem Wahrnehmungsorgan für den Wortesinn zu und betrachten die beiden anderen Sinnesorgane hier nicht. Ersteres ist zu finden in der Bewegungsfähigkeit des Menschen, insofern sie im Zusammenhang mit dem ganzen physischen Organismus erscheint. Ausdrücklich wird dieser Zusammenhang mit dem ganzen Organismus betont. In Steiners Worten stellt sich das folgendermaßen dar: «Und insofern wir Kraft haben, uns zu bewegen, ausführen zu können alles das, was wir durch unser Inneres an Bewegungen haben, zum Beispiel wenn wir die Hände bewegen, wenn wir das Haupt drehen oder von oben nach unten bewegen, führen wir von innen heraus Bewegungen aus. Also insofern wir diese Kräfte haben, den Körper in Bewegung zu versetzen, liegt dieser Bewegbarkeit in uns ein physischer Organismus zugrunde ... das ist der physische Organismus der Bewegungsfähigkeit. Der ist nun zugleich das Wahrnehmungsorgan für die Sprache, für die Worte, die uns der andere zusendet. Wir könnten keine Worte verstehen, wenn wir nicht in uns einen physischen Bewegungsapparat hätten. Wahrhaftig, insofern von unserem Zentralnervensystem die Nerven zu unserem gesamten Bewegungsvorgang ausgehen, liegt darinnen auch der Sinnesapparat für die Worte, die zu uns gesprochen werden.» (28) Das Sinnesorgan für die Worte ist «der in sich bewegbare Mensch.» Später ist auch von «Bewegungsorganik» die Rede. Daß wir sie in uns tragen, macht es uns möglich, Worte wahrzunehmen.

Wie man sieht, spielt das Gestaltproblem hier eine wesentliche Rolle. Um den Platz des Bewegungsorganismus innerhalb der menschlichen Gestalt voll zu erfassen, ist allerdings die Einbeziehung von Gesichtspunkten der physiologischen Dreigliederung des Menschen, wie sie von Steiner kurz darauf, im Jahre 1917, in dem Buch «Von Seelenrätseln» dargelegt wird, erforderlich.

In Weiterführung der Auseinandersetzung über das Sinnesorgan des Wortesinnes wird dann der Zusammenhang zwischen der gesprochenen und der verstandenen Sprache, und zwar nicht nur im Sinne von Hören, sondern im strengen Sinne des Wortverständnisses, betrachtet. Zwischen beiden Funktionen besteht eine Ähnlichkeit, vergleichbare Vorgänge vollziehen sich beim Sprechen und beim Sprache verstehen. Die Unterschiedlichkeit liegt darin, daß beim Sprechen der gesamte Bewegungsorganismus sich gewissermaßen in die Bewegungsvollzüge des Kehlkopfes und die mit ihm zusammenhängende Sprechmuskulatur verdichtet. Zum Sprachverständnis dagegen benötigt der Mensch den gesamten durch seine Gestalt bestimmten Bewegungsorganismus. Allerdings – damit erscheint ein ganz neuer, aber für alles Weitere bestimmender Gedanke – wird der Bewegungsorganismus auf eine Weise benötigt, die überraschend ist und seiner eigentlichen Bestimmung ganz zu widersprechen scheint. Er muß nämlich, um der Laute-Wahrnehmung dienen zu können, in Ruhe gehalten werden. «Gerade dadurch, daß wir ihn (den Bewegungsorganismus) in Ruhe halten, gerade dadurch nehmen wir die Worte wahr und verstehen die Worte.» (28) Betrachten wir das bisher Gesagte. Zwei Fragen heben sich besonders heraus. Die erste richtet sich auf den Begriff des Bewegungsorganismus. Was ist dieser Bewegungsorganismus, wie kann man ihn näher erfassen? Die zweite Frage hängt mit der Bedeutung des «in Ruhe Haltens» zusammen. Blicken wir zunächst auf das letztere. Der Bewegungsorganismus entfaltet seine Wahrnehmungsfähigkeit dadurch, daß er in Ruhe gehalten wird. Das wird dann noch näher geschildert. In Ruhe halten bedeutet nicht Erschlaffung, sondern es hat einen gewissen aktiven Charakter. Man muß sich vorstellen, daß es so wäre, wie wenn eine Bewegung ausgeführt werden soll, dann aber unterdrückt und zurückgehalten wird. Steiner gebraucht dafür das Wort «stauen». Der Ablauf wird ganz lebendig geschildert. Der Bewegungsorganismus wird gewissermaßen bis in die Fingerspitzen hinein angestoßen, erregt, die so veranlagte Bewegung dann aber eben zurückgehalten und gestaut. Dieser Vorgang des Stauens hat entscheidend mit dem Wortverständnis zu tun. Die Ausführung der physischen Bewegung würde es beeinträchtigen.

Noch ein Weiteres kommt hinzu. Diese zunächst intendierte und dann gestaute Bewegung wird so geschildert, daß sie einen abweisenden Charakter hat. Beispiel ist die Bewegung einer zur Abwehr erhobenen Hand. Sicherlich ist dieses Beispiel mit Bedacht gewählt. Wir können demnach sagen, die Eigenschaft, die den Bewegungsorganismus geeignet macht zur Wortewahrnehmung, ist die durch Stauung und Unterdrückung einer antipathiebetonten Bewegung hervorgerufene Ruhe. Offenbar weist das Antipathieelement, wenn man es in seiner menschenkundlichen Bedeutung nimmt, auf den bewußtseinsbildenden, wachmachenden Teil des Vorgangs hin. Bevor wir dies weiter verfolgen, soll uns noch kurz das Problem des Bewegungsorganismus beschäftigen.

König hat die Frage danach so beantwortet, daß er die mit der Gesamtheit der willkürlichen Muskulatur verbundenen Nervenbahnen, die sogenannte Pyramidenbahn, als den physiologischen Ausdruck des Bewegungsorganismus angesehen hat (17). Der Hinweis Steiners auf das Nervensystem in dem zuletzt angeführten Zitat legt das auch nahe. Andererseits kann man zu der Auffassung kommen, daß zwar zu jedem Sinnesorgan ein Nerv gehört, wie der Sehnerv zum Auge oder der Hörnerv zum Ohr; daß aber doch das eigentliche Sinnesorgan noch etwas mehr sein muß als der zu ihm gehörige Nerv. Darauf richtet sich die Frage nach dem eigentlichen Charakter des Bewegungsorganismus. Es läge sicherlich im Sinne Karl Königs, dieser Frage, die ja durch ihn zum ersten Mal aufgeworfen und in einer gewissen Weise beantwortet wurde, weiter nachzugehen.

Man ist doch eigentlich geneigt, die gesamte willkürliche Muskulatur, den ganzen «Muskelmenschen» als unseren Bewegungsorganismus anzusehen. Der in «aktiver Ruhe» befindliche Muskelorganismus soll also in einem gewissen Zusammenhang stehen mit der Lautewahrnehmung. Nun ist es eine immer wieder zu beobachtende Erfahrungstatsache, daß Zuhören und intimes sprachliches Miterleben durchaus mit dem Muskeltonus zusammenhängen. Man kann das besonders gut bei bewegungsgestörten, sagen wir zum Beispiel athetotischen Kindern beobachten. Ihre feinere sprachliche Aufnahmefähigkeit – ob eine zusätzliche Hörstörung vorliegt oder nicht – wird durchaus davon beeinflußt, inwieweit die Bewegungsunruhe beherrscht werden kann. Aber auch die Selbstbeobachtung kann einem diesen Zusammenhang ganz deutlich zeigen. Unwillkürliche Bewegungsunruhe ist einem intimen Zuhören und sprachlichen Auffassen so wenig zuträglich wie eine gespannte oder verkrampfte Muskelhaltung. Eine Art von «aktiver Gelöstheit» in Muskulatur und Haltung vermittelt am ehesten jene *innere* Beweglichkeit, die dem Zuhören förderlich ist.

Wir finden also in der willkürlichen Muskulatur und ihrer Durchdringung mit dem Seelenleib (Astralleib) jenen Bereich, der im Zusammenhang mit dem Geschehen des «Hineinschlafens in das Gehörte» und des «Aufwachens» steht, so wie das im vorigen Abschnitt dargestellt worden ist. Wenn man bemerkt, wie sehr es ein Anliegen Steiners war, immer wieder, bei den verschiedensten Gelegenheiten, das eigentliche Wesen der Bewegung klar zu machen, dann kann man vielleicht diesen Vorgängen wenigstens empfindungsmäßig noch etwas näher kommen. Ich meine die außerordentliche Wichtigkeit, die er einem richtigen Verständnis der Funktion des Nervensystems beigemessen hat (19). Es hat immer nur wahrnehmenden Charakter; Nerven, die Willensvorgänge, wie es die Bewegung ist, veranlassen, gibt es nicht. Die übliche Unterscheidung in motorische und wahrnehmende Nerven trifft nicht die Wirklichkeit. Motorische Vorgänge, Willensabläufe, also die Bewegung, kommen durch ein unmittelbares Hineinwirken des als eigener Seinsbereich im Menschen verstandenen Seelischen, des Seelenleibes, in alles, was Muskulatur ist, zustande.

Es ist nicht möglich, den heilpädagogischen Aspekten dieser Frage hier im einzelnen nachzugehen. Sie sollte aber doch erwähnt werden. Denn es erscheint mir zweifelsfrei, daß die irrtümliche Lehre von der motorischen Wirksamkeit der Nerven ein Hinarbeiten auf das Verständnis des Sprachsinnes unmöglich macht. Nur wenn man das Wesen der Bewegung, des vielfältig Gestalthaften, das in jeder Bewegung zum Ausdruck kommt, so denken kann, daß sich darin das Seelenwesen des Menschen unmittelbar zeigt, kann man beginnen zu erfassen, was mit der aktiven Ruhe, dem «Zurückstauen» der physischen Bewegung gemeint ist. Es wird damit auf Vorgänge hingewiesen, die mit dem Seelischen im Menschen, mit seinem Astralleib, einen bestimmten Zusammenhang haben. Hier wird gleichzeitig die Beziehung zum Schlafen und Wachen erkennbar; denn beide Zustände stellen Veränderungen im Verhältnis des menschlichen Astralleibes zu seiner physisch-ätherischen Leiblichkeit dar. So kann man zu einem ersten Eindruck davon kommen, daß der Bewegungsorganismus der Ort im Menschen ist, an dem jener Wechsel im Verhältnis zwischen dem Seelenleib und dem physisch-ätherischen Leib zustande kommt, den Steiner als das Hineinschlafen in das Gehörte und als Erwachen bezeichnet. Damit sind wir dem eigentlichen Geheimnis der Laute-Wahrnehmung ein kleines Stück näher gekommen. Bedenkt man ferner, daß Schlaf immer Ausdehnung, gewissermaßen Umkreis-Werden des Seelenleibes bedeutet, so wird auch etwas deutlicher, welche Vorgänge mit dem «Hinausdringen aus dem Leib» im Sinnesprozeß des Wortesinnes gemeint sein könnten.

Wir sind hiermit bei einer Einsicht angelangt, von der man sagen kann, daß sie eine umwälzende Bedeutung im ganzen Erleben des Sprachverständnisses hat. Für das, was sich zwischen dem Sprechenden und dem Sprache Verstehenden abspielt, kommt jetzt nämlich nicht nur die Richtung vom Sprechenden zum Hörenden hin, sondern vielmehr auch diejenige vom Aufnehmenden zum Sprechenden hin in Betracht. Das bedeutet eine gänzliche Umkehr der gewohnten Vorstellungen. Halten wir an dem Vergleich mit dem Schlaf fest, so vollzieht sich die «Ausweitung» vom Verstehenden zum Sprechenden hin. Wenn oben (Seite 68) davon die Rede war, daß die drei Erkenntnissinne darauf angelegt sind, «rein» aufzunehmen, was sich im Wesen des anderen Menschen ausdrückt, so kann das nur durch diese «Umkehr» der Wahrnehmungsrichtung, wenn man so sagen darf, vor sich gehen.

Das steht im deutlichen Gegensatz zu den heute im allgemeinen üblichen Auffassungen. Das viel verwendete Kommunikationsschema ist vielmehr: Sender – Signal – Empfänger. Oder wie es Hammarström in seinem Handbuch formuliert: «Die im Sprechakt verwendeten Laute könnten hinsichtlich ihrer materiellen Realisierung einer Unterteilung unterzogen werden, die sich vom folgenden Kommunikationsschema herleiten läßt:

Luftvibration

Sprecher——>——Hörer

Die hergeleitete Darstellung enthält als drei Hauptteile:
1. das Artikulatorische (Sprecher)
2. das Akustische (Luftvibration)
3. das Auditive (Hörer) (7)

Gemeint ist, daß die Akustik ausschließlich sich auf Luftschwingungen bezieht und die Audition nicht als Teil der Akustik verstanden wird.

Aus diesem Schema, das allerdings zwischen Hören und Sprachwahrnehmung nicht unterscheidet, geht klar hervor, daß die Kommunikationsrichtung, um es einmal so zu nennen, ausschließlich vom Sprechenden zum Wahrnehmenden hin verstanden wird. Daraus ergibt sich ohne weiteres, daß der Übergang von der akustischen Phase, also den Luftschwingungen, zur eigentlichen Audition, in der Hören und Verstehen gemischt sind, auf irgendeine Weise den Charakter einer Entzifferung oder Decodierung des Akustischen haben muß. Gerade dieser Übergang ist aber nicht nur unverständlich, er bietet auch keinerlei Ansatzpunkte dafür, wie das tatsächliche Empfinden dessen, was seelisch durch den Sprechenden in seine Rede hineinfließt, durch den Verstehenden aufgenommen werden könnte. Deshalb kommt auch Porzig dort, wo er über den «Sende- und Empfangsapparat» des Sprechenden und Verstehenden und die damit verbundenen Bewußtseinserlebnisse spricht, zu der Meinung: «Wie dieser Zusammenhang zwischen physiologischen Vorgängen und seelischen Erlebnissen zu denken ist, weiß bekanntlich kein Mensch.» (15)

Die tatsächliche Sprachwahrnehmung ist aber doch von ganz anderer Art und viel weitreichender, als das in der Formulierung «Sender-Signal-Empfänger» zum Ausdruck kommt. Jede Selbstbeobachtung ergibt das bereits. Man braucht sich auch nur die Haltung eines intensiv lauschenden Menschen, vielleicht mit leicht geneigtem Kopf, vorzustellen. In seiner Seele lebt anderes als das Empfangen von Signalen.

Wir hätten damit drei Bestimmungsstücke herausgearbeitet, die auf jeden Fall einem Sinnesorgan zu eigen sein müssen: ein der Bewußtmachung dienender Nerv, eine innere Struktur, wie im Hinblick auf den Bildekräfteleib geschildert, und die Möglichkeit des »Hinreichens« zu dem, was wahrgenommen werden soll. Dieses letztere Element, das R. Steiner für den Worte-Sinn als «Hineinschlafen in das Gehörte» charakterisiert, bereitet sicher dem Verständnis die größten Schwierigkeiten. Immerhin ist es hierfür interessant zu erfahren, daß ähnliche Anschauungen für den Seh-Sinn bis in eine nicht allzu weit zurückreichende Vergangenheit noch geläufig waren. In dem

Band «Das Bild als Schein der Wirklichkeit» (29) gibt Schober einen kurzen geschichtlichen Überblick der Auffassungen vom Sehvorgang. Er erwähnt dort, daß die Pythagoreer der Ansicht waren, das Auge taste mit einer von ihm ausgehenden Strahlung die Objekte der Außenwelt ab. Noch Leonardo da Vinci hatte diese Meinung, wenn auch mit Einschränkungen. Für Euklid waren in diesem Sinne die Augenbewegungen wichtig, mit denen beim Lesen die Schriftzeichen verfolgt werden. Und Hipparchos stellte sich vor, die Umgebung werde von beiden Augen wie mit verlängerten Armen abgetastet und so komme das räumliche Sehen zustande. Schober fügt dann hinzu: «Wenn wir die Begriffe nicht zu eng fassen, dann können wir schon diesen Gedanken wichtige Hinweise auf die aktive Beteiligung des Gesichtssinnes am Sehvorgang entnehmen, die weit über eine bloße physikalische Empfängerwirkung hinausgeht.» R. Steiners Sinneslehre ist ganz aus seiner gegenwärtigen geisteswissenschaftlichen Forschung geschöpft, unabhängig von solchen früheren Anschauungen. Trotzdem mag es interessant sein, sie zu erwähnen.

So wenig Sehen nur «eine physikalische Empfängerwirkung» im optischen Sinne ist, so wenig ist das Lautverständnis nur ein solcher Vorgang im akustischen Sinne. Vielmehr kommt es im Sinnesvorgang auf das an, was Willens-Charakter hat, was aktiver Anteil des Geschehens ist. Allerdings ist die Natur dieses Willensanteils bei jedem Sinne anders geartet. Wir stehen hier vor einem heilpädagogischen Problem erster Ordnung. Die vielen sogenannten «Perzeptions-Störungen» entwicklungsgestörter Kinder sind im Grunde genommen Aktivitäts-Störungen der betreffenden Sinne. Gerade deshalb ist ein besseres Verständnis des Willensanteils im Sinnesleben eine heilpädagogische Aufgabe von so großer Wichtigkeit. Im Hinblick auf den Sprachsinn heißt es das Folgende: Die verschiedenen Seiten des Sprachsinnesvorganges, die erwähnt wurden, müssen schließlich zu einer gewissen inneren Tätigkeit führen. Alles durch die einzelnen Stufen des Sprachsinnes Aufgenommene muß innerlich nachgesprochen werden. Laut- oder Sprachverständnis ist ein inneres Nachbilden, Nachsprechen, auch wenn das dem Hörenden wenig oder gar nicht bewußt wird. Die Vorgänge, die das überhaupt erst möglich machen, sind allerdings, wie wir gesehen haben, sehr vielschichtig. Sie werden nur verständlich, wenn man dem Leib-Seele-Zusammenhang die Hüllennatur des Menschen, so wie sie in der anthroposophischen Menschenkunde dargestellt wird, zugrunde legt.

In der kindlichen Sprachentwicklung leitet das durch den Sprachsinn sich entfaltende unbemerkte innere Nachsprechen über zum Selbst-Sprechen.

Einige Beobachtungen und Gesichtspunkte zu dieser wahrnehmenden Seite bei Sprachentwicklungsstörungen sollen uns im folgenden Abschnitt beschäftigen. Sie müssen, soweit wie irgend möglich, von den Störungen des Sprechens unterschieden werden.

V

Nicht nur im Umgang mit sprachgestörten Kindern, sondern ganz allgemein in der heilpädagogischen Arbeit ist die Übung in der Beobachtung des Sprachsinnes und seiner Entwicklung bei den einzelnen Kindern eine ständige Schulungsaufgabe. Seine Störungen werden nur allzu leicht mit allgemeiner Entwicklungsverzögerung, mit Schwachsinn oder sonstigen unspezifischen Faktoren verwechselt. Beeinträchtigungen des Sprachsinnes sind aber in gleicher Weise Sinnesstörungen, wie das für Kurzsichtigkeit oder Schwerhörigkeit gilt. So wie die verschiedenartigsten Menschen kurzsichtig sein können, wobei die Kurzsichtigkeit jedesmal an den entsprechenden Symptomen erkannt wird, so sollten auch die Symptome, die durch eine gute oder schlechte Entwicklung des Sprachsinnes hervorgerufen sind, als solche erkannt werden. Es ist eine ähnliche Situation, wie wir sie bei der Legasthenie vorfinden. Zunächst wurde sie gerade dadurch festgestellt, daß die Schreib-Lese-Schwäche gegenüber der sonst unbeeinträchtigten Intelligenz kontrastierte. Eine verzögerte Entwicklung, Seelenpflege-Bedürftigkeit aus anderen Gründen schließt aber Legasthenie nicht aus. Man möchte sagen, die Schreib-Lese-Störung ist gerade durch ihren spezifischen Charakter gewissermaßen intelligenzunabhängig. Auch davon befallene Seelenpflegebedürftige Kinder verlangen darauf abgestellte spezielle therapeutische Maßnahmen und werden dadurch gefördert.

Die Folgen von Sprachsinn-Störungen sind allerdings unter Umständen sehr tiefgreifend. Die besonders hervorgehobene Entwicklungsbedeutung dieses Sinnes macht das verständlich. Gerade deshalb liegt ein großer Unterschied darin, ob Lautsinn-Störungen in ihren verschiedenen Formen bei einem Kind als solche erkannt oder als allgemeine Behinderung angesehen werden. Die ganze Zuwendung zu dem Kinde wird in dem einen oder anderen Fall doch unterschiedlich geartet sein. Gleichermaßen wie man bei einem hochgradig schwachsichtigen Kind diese Tatsache im Umgang mit ihm einbeziehen wird.

Wir wollen im folgenden einige *Symptome* von Sprachsinn-Störungen anhand von Beobachtungen davon betroffener Kinder ins Auge zu fassen versuchen. Dabei kann es sich allerdings nur um erste Hinweise handeln, keineswegs um einen vollständigen Überblick. Es ist aber zu hoffen, daß immer mehr Aufmerksamkeit auf diese Fragen gerichtet werden wird.

Das Hauptsymptom liegt, was keiner weiteren Erklärung bedarf, in einer durch das mangelnde Wortverständnis mehr oder weniger ausgeprägten Verzögerung oder dem gänzlichen Ausbleiben der Sprachentwicklung. Man begegnet dabei einer Vielzahl von Zwischenstufen, angefangen vom vollständigen Mangel an Wortverständnis bis hin zu jenen leichten Formen, die nur eine gewisse Verstehensunsicherheit und vielleicht orthographische Schwierigkeiten mit sich bringen. Um die ganze Spannweite der Störungsmöglichkeiten anzudeuten, seien zwei Kinder kurz geschildert, von denen eines besonders schwer, das andere viel leichter betroffen war.

Bei dem ersten handelt es sich um ein jetzt 9jähriges Mädchen, das seit dem Alter von 3 Jahren bei uns erzogen wird. Außer einem Alkoholismus in der Aszendenz war die frühere Entwicklung ohne besondere Auffälligkeiten. Die motorische Entwicklung war leicht verzögert, dagegen blieb die Sprache gänzlich aus. In einer Abteilung für Stimm- und Sprachkranke wurde eine akustische Agnosie (33) oder eine Hörstummheit angenommen. – Als das Mädchen zu uns kam, besaß es keinerlei Sprachverständnis und hatte auch so gut wie keinen aktiven Wortschatz. Das Verständnis für Situationen war sehr eingeschränkt, was sich häufig in einem typisch ratlosen Gesichtsausdruck zeigte. Interessanterweise war mit dem praktisch fehlenden Wortverständnis auch eine auffällige Störung des räumlichen Hörens verbunden. Wenn beispielsweise eine Trillerpfeife angeblasen wurde, guckte das Kind nicht nach der pfeifenden Person, weil es offenbar die Richtung nicht hören konnte, sondern mit der bewußten Ratlosigkeit auf den ebenfalls anwesenden Betreuer. Trotz guter motorischer Geschicklichkeit erschien in eigentümlicher Weise das Gestalterlebnis beeinträchtigt. Strich man etwa über ihr Bein, so ging sie zum Spiegel und blickte erstaunt ihre Gestalt mit dem Bein an, «untersuchte» dann auch die Beine bei anderen Kindern. Sie hatte überhaupt ein großes Bedürfnis sich im Spiegel anzuschauen, auch auf diese Weise spontan ihre Sprechübungen zu kontrollieren. Schließlich hatte sie eine außerordentliche Neigung, sich künstliche «Hüllen», durch Anziehen vieler Kleidungsstücke übereinander oder Einwickeln in Decken, zu verschaffen. Auf diese Weise bestand ein eigentümlicher Kontrast zwischen dem offenbar unsicheren Erleben ihrer Gestalt und der Geschicklichkeit im Erklettern von Schränken und Bäumen. Das Benehmen war zunächst durch eine beträchtliche Kontaktstörung und immer wieder durch sehr unruhiges und teilweise aggressives Verhalten, auch gegenüber anderen Kindern, gekennzeichnet. – Das Mädchen ist jetzt soweit gekommen, daß sich ein für die praktischen Bedürfnisse des Tageslaufes und einfache schulische Anforderungen ausreichendes Sprachverständnis, zugleich mit einem aktiven Wortschatz von etwa 40 – 50 Wörtern, die sinnvoll gebraucht werden, entwickelt hat. Sie ist im allgemeinen dem Tageslauf gut eingefügt, im Verhalten kaum noch schwierig und erfaßt Situationszusammenhänge vollständig. Man hat den Eindruck einer wesentlichen Besserung des Gestalterlebens, und auch das räumliche Hören ist nun besser ausgebildet. – Therapeutisch wurde in erster Linie über Jahre intensiv Heileurythmie, zunächst mit besonderer Betonung der Vokale, angewendet, um an den innergestaltlichen Voraussetzungen (Ätherleib) des Lautempfindens zu arbeiten. Weiterhin wurde versucht, das Kind zunächst auf die Wahrnehmung der Sprachmelodie eines bestimmten Erwachsenen hinzuführen. Schließlich wurde stark an der rhythmischen Schulung gearbeitet. Zur Entwicklung des räumlichen Hörens wurden abwechselnd mehrere Leiern im abgedunkelten Raum hinter dem Kinde gespielt. Eigentliche Sprechübungen kamen erst verhältnismäßig spät hinzu. Der therapeutische Ansatz richtete sich also auf die beiden Hauptelemente des Sprachsinnes: die innergestaltliche Bildung und die Entwicklung des «Hineinschlafens in das Gehörte.»

Wenn man bei schwerer sprachgestörten Kindern die Gelegenheit hat, über Jahre ihre Sprachentwicklung intim zu beobachten, dann erkennt man mit einer gewissen Regelmäßigkeit darin drei einigermaßen abgegrenzte Schritte. Innerhalb derer läßt sich häufig das allmähliche Erscheinen des Sprachsinnes durchaus ausmachen. Wenn etwa die Sprache sich erst in der zweiten Hälfte oder gegen Ende des ersten Jahrsiebents zu entwickeln beginnt, zeigt sich häufig zunächst das Aufnehmen der Sprachmelodie des oder der umgebenden Erwachsenen durch das Kind. Das ist, bildlich gesprochen, der erste, weiteste und umfassendste von drei konzentrischen Kreisen. Das Kind lebt sich zunächst hinein in die Sprachmelodie. Dieser Entwicklungsschritt ist von großer Bedeutung, denn er enthält in sich die ersten Anfänge des Hineinschlafens in das Gehörte. Manche Kinder bleiben mit unartikulierten Lauten auf dieser Stufe stehen, für andere ist es ein notwendiger Durchgang. Es ist die erste Herausbildung des Sprachgehörs. Man kann Kinder beobachten, die sich lange Zeit hindurch, in manchen Fällen sogar endgültig, nur in wortähnlichen Bildungen ausdrücken, dabei aber eine Sprachmelodie ganz deutlich erkennen lassen. Im allgemeinen kann man sagen, je ausgeprägter die Sprachmelodie sich entwickelt hat, desto mehr Aussicht ist auch für die weitere Sprachentwicklung bei dem betreffenden Kinde gegeben.

Aus diesem noch unbestimmten Klangmeer der Sprachmelodie heben sich dann allmählich die einzelnen Worte und Silben als unterscheidbare Gebilde, gewissermaßen wie einzelne Wellen, heraus. Das ist der nächste Schritt; der zweite konzentrische Kreis, den man beobachten kann: der Gebrauch einzelner Worte. Das geschieht aber so, daß deren Sinn zunächst noch ganz im Hintergrund bleibt. Die Worte werden rein aus der sprachlichen Nachahmung aufgenommen und in dieser Phase nur als lautliches Klanggebilde, oft ganz gut artikuliert, verwendet. Der Bezug zu dem betreffenden Gegenstand, geschweige denn zu dem zugehörigen Begriff, bleibt noch unbestimmt. Auch dieser Entwicklungsabschnitt kann sich bei Vorliegen entsprechender Störungen über lange Zeit hinziehen und in Teilen auch mehr oder weniger bestehen bleiben. Ein solcher Verlauf innerhalb der kindlichen Sprachentwicklung, vom Klangerlebnis hin zum endgültigen gegenstandsbezogenen Gebrauch der Worte, wird auch in der erwähnten psycholinguistischen Untersuchung hervorgehoben: «Diese Fähigkeit zum Erkennen von Strukturähnlichkeiten muß auch das Kind besitzen, da es im Anfangsstadium nicht auf phonetische Genauigkeit aus ist und ohne phonetische Identität jedes einzelnen Segments auskommt. Ihm scheinen ganzheitliche Strukturen wie *Intonationsmuster* oder komplexe Phonemeinheiten zugänglicher zu sein. Dies weist auf ein Grundprinzip des Spracherwerbs hin, daß nämlich primär Muster und Strukturen erworben werden, die sich erst allmählich in einzelne Elemente spezifizieren, und daß dieser kontinuierliche Differenzierungsprozeß in seiner chronologischen Abfolge bestimmten Gesetzmäßigkeiten folgt.» (9) (Hervorhebung von mir.)

Gelegentlich zieht sich der Gebrauch des Wortes als reines Lautgebilde ziemlich lange hin; es kann vorkommen, daß die Verbindung zum Gegenstand schwer, hochgradig verlangsamt und nur mit viel Unterstützung gefunden wird. Diese auseinandergezogene Entwicklung führt dem Beobachter, ich möchte sagen, das Ringen des Kindes mit dem Wortesinn und dessen ganz allmähliche Entfaltung dramatisch vor Augen. Der Laut muß, oft eben über lange Zeit hin, in seinen verschiedenen Verbindungen immer wieder und wieder wahrgenommen werden, bis schließlich sein Charakter klar genug erlebt wird. Erst dann vermögen die in ihm enthaltenen Verbindungen zur Gegenstandswelt sich dem Wortsinn ausreichend zu erschließen. Hier liegt ein außerordentlich markanter Augenblick auf dem Wege des Kindes zum Sprach- und Denkvermögen – auch wenn dieser «Augenblick» sich länger hinziehen kann. Mit der *Wahrnehmung* der Welt der Laute wird die allererste Grundlage dafür gelegt, daß die Dinge Namen haben. Die Beobachtung, welch außerordentlich tiefgreifende Störung der «Weltbeziehung» es für ein Kind bedeutet, in einer namenlosen Welt leben zu müssen, gehört zu den bewegendsten Erlebnissen in der Heilpädagogik. Das ist in verschiedensten Graden bei jenen Kindern der Fall, denen das seelische Erlebnis an der Lautwahrnehmung ganz oder in einem gewissen Ausmaß verschlossen und verhüllt bleibt. Sie befinden sich in einer namenlosen Bilderwelt, die für uns, die wir zur Welt die Namen und das Denken über sie hinzufügen, sehr schwer einfühlbar ist.

Die ganze Bedeutung dieses Schrittes kommt gut in folgender Problem-formulierung zum Ausdruck, die ich einem kürzlich erschienenen Aufsatz über «Speech Perception in Children» (30) entnehme. Es wird dort nämlich folgende Frage aufgeworfen: Ist das Erscheinen der Sprache, wenn das Kind etwa die Stufe der Ein-Wort-Sätze erlangt hat, nur dadurch bedingt, daß die allgemeine Entwicklung an einen kritischen Punkt gelangt ist, an dem neben anderer Fähigkeiten auch die Sprache erscheint, *oder* gibt es in der Tat sprach- und sprechspezifische Faktoren, die unabhängig von dem allgemeinen Entwicklungsfortschritt sind?

Das ist zweifellos eine schwierige, aber auch entscheidende Frage. In dem Wortesinn begegnen wir einem Faktor von größter Spezifität. Ohne ihn kann der Weg zur Sprache hin nicht gefunden werden. Das Wesen der Sprache wird nicht nur durch allgemeine Entwicklungsvollzüge erreicht, sondern ein ganz bestimmtes und spezifisches Organ muß sich zu ihrer Wahrnehmung entwickeln. Erst von dort her eröffnet sich der Weg zum Sprechen.

Innerhalb der Beobachtungsfolge einer pathologisch verzögerten Sprach-entwicklung, die uns jetzt beschäftigt hat, kann man nun den dritten Schritt als gewissermaßen innersten Kreis erkennen. Worte und Gegenstände ver-schmelzen allmählich, und das Kind beginnt die ersteren sinngemäß zu gebrauchen. Es lernt die Einheit von Sprache und Welt erleben und sie im Sprechen immer neu zu befestigen und zu bekräftigen. Die Verbindung von zwei oder auch mehr Worten als allererstes Erscheinen grammatikalischer Abläufe zeigen sich zusammen mit einfachsten Denkansätzen. Damit be-ginnt jene Entwicklung, innerhalb derer die Sprache, nachdem sie durch die geheimnisvolle Wirksamkeit des Wortesinnes mit der Welt der Gegenstände verschmolzen ist, immer mehr zur Herausformung von Denkabläufen ver-wendet werden kann. Es geschieht dies durch die der Sprache eigentümliche und ihr innewohnende lebendige Gestaltungskraft. Schließlich zeigt sich das so, daß nach und nach zunächst einzelne Worte, dann größere Wort-Zusammenhänge situationsunabhängig gebraucht werden können.

Es ist ein sehr eigentümliches, für die Sprachentwicklung des Kindes allgemein beschriebenes Phänomen, daß für eine gewisse Übergangszeit die Worte nur in Anwesenheit dessen, was sie bezeichnen, voll verstanden werden. Situation und Sprache stellen für eine solche Übergangszeit ein kaum trennbares Ganzes dar. Dieser Vorgang kann in allen Einzelheiten anhand der pathologischen Verläufe angeschaut werden. Hat ein Sprachsinngestörtes Kind beispielsweise das Wort Biene verstehen gelernt, so ist dieses verstehensmäßig zunächst nur voll verfügbar in Anwesenheit einer Biene. Erst langsam verselbständigt es sich. Das Kind nimmt die Sprache nicht so auf, wie ein Erwachsener im Kennenlernen einer fremden Sprache Vokabeln lernt; für das Kind kommen hierfür viel stärker unmittelbare Situationserlebnisse in Betracht. Der Vorgang ist vielleicht ein wenig vergleichbar mit dem Erlebnis, das darin liegt, wenn ein bestimmter Geschmack sich mit der entsprechenden Frucht verbindet. Gerade in jenen pathologischen Verläufen, bei denen das Wort oder wortartige Gebilde sozusagen beziehungslos neben dem Gegenstand stehen bleiben, kann man die ganze Bedeutung dieses Schrittes ermessen.

Es wurde also versucht das Mädchen, von dem die Rede war, bewußt durch diese drei Entwicklungsschritte zu führen. Das geschah gleichzeitig unter Berücksichtigung der beiden Hauptbestimmungsstücke des Wortesinnes, die wir kennengelernt haben: der Anregung des inneren Laut-Gestalt-Erlebens und des Hineinschlafens in das Gehörte. Erst nachdem in dieser Beziehung einiges erreicht war, konnten Sprechübungen beginnen. Im Verlauf dieser ganzen Entwicklung hat sich, wie erwähnt, auch bezeichnenderweise das räumliche Hören und das Gestalterlebnis verbessert.

Ein ganz anderes Bild einer Sprachsinn-Störung bot ein Junge, der vor 6 Jahren, damals im Alter von 8 Jahren, zu uns kam. Die Mutter hatte gegen Ende der Schwangerschaft eine Gasvergiftung erlitten. Seine motorische Entwicklung war ebenfalls etwas verzögert gewesen, ausgeprägter die Sprachentwicklung. Er lernte mit sechs Jahren in vollständigen Sätzen zu sprechen. Die Artikulation blieb verwaschen, besonders bezüglich der Lippenlaute. Ebenso war die Flüssigkeit der Sprache deutlich gestört; wir hatten den Eindruck, daß diese Störung hauptsächlich auf den Mangel an innerer Wortvorstellung über das zu Sagende zurückzuführen war. Die Grobmotorik war gut entwickelt, die Feinmotorik dagegen gestört. Im Laufe der Zeit zeigte es sich, daß trotz einwandfreiem akustischem Gehör bei dem Jungen eine eigenartige Verstehensschwäche vorlag. Er lachte z. B. oft ganz unmotiviert, weil der Inhalt eines Gespräches oder einer Situation ihm nicht verständlich wurde. Das geschah aber sicherlich nicht aus Mangel an Intelligenz, sondern, wie immer offensichtlicher wurde, aufgrund einer nicht genügend beweglichen und lebendigen Worterfassung. Weiterhin bestand eine sehr ausgeprägte Amusie. Es war ihm ganz unmöglich, einen Ton, geschweige denn eine kleine Melodie, auch nur andeutungweise richtig nachzusingen. In das ganze Bild paßten dann durchaus die beim Schreiben auftretenden erheblichen orthographischen Schwierigkeiten. In intensiver Arbeit mit dem Kind an dieser Aufgabe ergab sich ganz klar, daß es ihm einfach nicht möglich war, die einzelnen Laute im Wort genügend deutlich zu erfassen. Oft rückte er zum Beispiel den Hauptvokal des Wortes an den Anfang, obwohl er dort gar nicht seinen Platz hatte. Wesensmäßig war der Junge freundlich und zugänglich, sein ganzes Verhalten aber doch von Unsicherheit, Ratlosigkeit und Unruhe bestimmt; der Gesichtsausdruck häufig von der für diese Kinder so typischen »Fragephysiognomie« geprägt, wenn er ein Gespräch oder eine Situation nicht ganz erfassen konnte. Es kam auch immer wieder vor, daß er einen Auftrag, zum Beispiel etwas aus der Küche zu holen, willig ausführte, aber mit etwas ganz anderem als dem Verlangten zurückkehrte. Dies wiederum sicherlich nicht aus Intelligenzmangel, sondern wohl aus einer unzureichenden Wortdifferenzierung, verbunden mit ungenügender sprachlicher Aufmerksamkeit. Denn bei Wiederholung und intensiver Zuwendung des Sprechenden war dann das Verständnis durchaus möglich.

Beide Kinder zeigen die große Spannweite, innerhalb derer sich die Symptomatik einer Wortsinnstörung entwickeln kann. Weitere Beobachtungen auf diesem Felde wären ein dringendes Erfordernis für die Zukunft. Im Zusammenhang mit dem letztgenannten Jungen möchte ich noch besonders ein Symptom herausheben, das mir häufiger mit Wortsinnstörungen verbunden zu sein scheint. Ich meine jene seelische Schwäche, die durch R. Steiner im Heilpädagogischen Kursus (31) als kindliche Hysterie im einzelnen dargestellt und beschrieben ist. Ich weise dafür auch auf die diesbezüglichen Bemerkungen von H. Klimm in seinen Betrachtungen zum Heilpädagogischen Kurs Rudolf Steiners hin.(32)

Man kommt in der Beobachtung sprachsinngestörter Kinder zu dem Eindruck, daß hysterische Wesenszüge, so wie sie von Steiner gemeint sind, eine zusätzliche Hemmung für jene Seite des Wortesinnes darstellen, die wir als Hineinschlafen in das Gehörte kennengelernt haben. Die Charakterisierung des kindlich-hysterischen Zustandes ist ja im wesentlichen dadurch gegeben, daß diese Kinder mit ihrem Seelischen, ihrem Astralleib und Ich zu sehr in der Umgebung, in der Schwere, in der Wärme «stecken».(32) Die Umwelt wird so intensiv erlebt, wie das beim Gesunden nicht vorkommt. Das führt zum Erlebnis einer hochgradigen Überempfindlichkeit, vergleichbar der Situation, wenn mit einer abgeschürften Hautstelle die Umwelt berührt werden sollte. Ich möchte von diesem im Heilpädagogischen Kursus ausführlich dargestellten charakteristischen Krankheitsbild hier nur die starke seelische Empfindlichkeit dieser Kinder hervorheben, die sich häufig in unmittelbaren Übergängen von Lachen und Weinen, physisch unter anderem in sehr weichen und meist intensiv feuchten Händen äußert. Es ist ein Zustand, in dem das Verhältnis der Seele (des Astralleibes) zum Leib auf eine solche Weise gestört ist, daß das «Zusammentreffen» des rein Seelischen mit den Umwelteindrücken eine Empfindlichkeit erreicht, die an Schmerz-erlebnisse grenzen kann.

Menschenkundlich gesehen tritt hier wiederum das Problem des Hinaus-dringens aus dem Leib auf; allerdings so, daß es sich zunächst um das Wahrnehmen der elementaren Umweltbereiche als Grundlage der Bewußt-seinsbildung überhaupt handelt. Nun ist es ja naheliegend, daß alle jene Störungen, die mit dem Erleben des Seelischen außerhalb des Leibes, das heißt durch den Leib hindurch zur Umwelt, zusammenhängen, sich gegen-seitig beeinflussen. Insofern erscheint es durchaus verständlich, daß der im Steinerschen Sinne hysterische Seelenzustand mit seiner hochgradig gestei-gerten Empfindlichkeit gegenüber der Umwelt im allgemeinen und jener Funktionsteil des Wortesinnes, der in dem Hinausdringen aus dem Leib, in dem Hineinschlafen in das Gehörte, besteht, sich in ihrer pathologischen Bedeutung addieren. Es scheint, daß bei solchen Kindern ein seelischer Zustand vorliegt, in dem die elementare Umwelt zu intensiv und in über-empfindlicher Weise erfaßt wird, das Seeleninnere, das sich in der Sprache anderer Menschen äußert, dagegen zu schwach erlebt wird. Etwas Derartiges war bei dem erwähnten Jungen recht deutlich zu beobachten.

Die gleichen hysterischen Züge in ziemlich ausgeprägter Weise waren bei einem Jungen zu finden, der wegen seiner Hörstummheit zu uns kam. Die Hörstummheit ist in dem Arnoldschen Handbuch zwischen der verzögerten Sprachentwicklung und der auditiven oder akustischen Agnosie eingereiht. Diese drei Formen stellen also in gewisser Weise zunehmende Grade allge-mein gestörter Sprachentwicklung dar, die nicht auf eine eindeutig und bestimmt erkennbare Ursache bezogen werden können. Hörstummheit ist «... die nach dem dritten Lebensjahre fortbestehende Stummheit, trotz guten Gehörs und durchschnittlicher Intelligenz, welche sich nicht auf eine der bekannten Gehirnkrankheiten zurückführen läßt.» (3) Sie wird als «der höchste Grad der verzögerten Sprachentwicklung verstanden» und darf nur angenommen werden, «wenn nachweisbar gut hörende und nicht schwach-sinnige Kinder *nach dem dritten Lebensjahre* fast kein Wort reden, sondern sich hauptsächlich durch Gebärden verständigen.» Es werden zwei Formen unterschieden; eine solche, bei der die sprachliche Äußerung mehr beeinträchtigt ist, und eine andere, bei der das gestörte Wortverständnis vordergründig das Bild bestimmt. Beide Formen können auch gemischt auftreten. Eine sehr treffende Bezeichnung aus der älteren Terminologie, die von Arnold erwähnt wird, ist «akustische Unerweckbarkeit».

Im Sinne des eingangs zu diesem Abschnitt Bemerkten glaube ich allerdings, daß die Begrenzung der Hörstummheit auf nicht schwachsinnige Kinder zu eng gefaßt ist. Entsprechende Störungen zeigen sich ebenso bei Kindern, deren Intelligenz beeinträchtigt ist. Man mag eben leicht geneigt sein, die Intelligenzschwäche als Ursache der gehemmten Sprachentwicklung anzusehen; der ursächliche Zusammenhang kann aber auch in der umgekehrten Richtung liegen. Meist ist es durch eingehende heilpädagogische Beobachtung durchaus erkennbar, ob bei einem Kinde infolge der Schwere der allgemeinen Behinderung die Sprache ausbleibt, oder ob der Sprachprozeß als solcher in seiner spezifischen Natur nicht zur Entfaltung kommt.

Auch bei der Hörstummheit erscheint wiederum der Zusammenhang mit dem Wortesinn. Denn ich vermute, daß es kaum rein motorische Formen der Hörstummheit gibt. Eine gewisse, mehr oder minder ausgeprägte Verstehensstörung ist doch sicher meistens beteiligt. Sie kann aber, das zeigen solche Beobachtungen wie an dem erstgenannten Jungen, sehr diskret und nicht ohne weiteres bzw. sogar schwer erkennbar sein. Ich erwähne hier auch noch einmal Merleau-Ponty, der schreibt: «Und doch ist es unmöglich, irgendeine Sprachstörung zu finden, die ‹rein motorischer Art› wäre und nicht auch irgendwie den Sinn der Sprache mitbeträfe.» (11)

Verstehenslücken in bezug auf die etwas feineren Zusammenhänge täglicher Situationen bleiben oft unerkannt, wenn man nicht bewußt darauf aufmerksam ist. Für die betreffenden Kinder stellen sie eine besondere Belastung dar, gerade weil nicht der Intelligenzmangel, sondern die Sinnesstörung des Sprachsinnes die Ursache ist. Interessant ist, daß Arnold für die motorischen Formen der Hörstummheit «deutliche affektive und motorische Hemmungen» erwähnt. Was als affektive Hemmung bezeichnet wird, mag eine Beziehung zu dem haben, was wir unter menschenkundlichen Aspekten den hysterischen Wesenszug genannt haben; allerdings mit dem bestimmten Inhalt, der diesem Krankheitsbild für das Kindesalter im Heilpädagogischen Kursus gegeben wird.

Der zuletzt erwähnte, jetzt 10 Jahre alte Junge, ist seit 1 1/2 Jahren bei uns. Seine Vorgeschichte zeigt wiederum keine besonders auffälligen Ereignisse, die das Ausbleiben der Sprachentwicklung erklären könnten. Die motorische Entwicklung war leicht verzögert. Mit 5 Jahren hatte der Junge, bei völlig intaktem Hörvermögen, etwa acht verschiedene, einfache, undeutlich artikulierte Worte. Spontane Sprache hatte er gar nicht. Das Nachsprechen erfolgte so, daß das Kind durch genaue Mundbeobachtung einfache Wörter mit adäquater Silbenzahl, aber artikulatorisch nur angedeutet, nachzusagen versuchte. Er durchlief dann verschiedene Schulen. In einer Sonderschule für sprachbehinderte Kinder konnte er den stofflichen Anforderungen nicht folgen. In eine Lernbehinderten-Sonderschule paßte er nicht wegen seiner schweren Sprachentwicklungsstörung. In einer Geistigbehinderten-Sonderschule konnte er seiner Intelligenz entsprechend nicht genügend gefördert werden. Die Beurteilung seiner Intelligenz durch verschiedene Stellen schwankte allerdings beträchtlich; auch über die ursächliche Beziehung zwischen Sprachstörung und Intelligenzrückstand gab es verschiedene Meinungen. Zeitweise wurde sein Zustand als autistisch angesehen. – Der Junge sprach auch hier zunächst nicht spontan. Nachsprechen von kurzen Sätzen war ebenfalls nicht möglich, lediglich von einzelnen Worten. Er bekam bei der erfolglosen Bemühung, Sätze nachzusprechen, einen typisch leeren und ratlosen Gesichtsausdruck und schwitzte stark. Letzteres war auch sonst der Fall. Er konnte zwar seinen Namen schreiben, im übrigen aber weder Worte noch einzelne Laute nach Diktat. Es war sehr auffällig, daß er bei der Aufforderung, Laute nach Diktat zu schreiben, intensiv auf den Mund des Diktierenden blickte und so den Laut abzulesen versuchte, den er rein auditiv nicht aufnehmen konnte. Die Buchstabenzeichen als solche waren ihm bekannt. Seine Motorik war etwas langsam und bedächtig. Eine ins Gewicht fallende Hemmung der Feinmotorik hatte er aber nicht. Bei früheren Untersuchungen hatte immer geschienen, daß das Wortverständnis kaum eingeschränkt sei. Bei längerer Beobachtung hier zeigte sich aber doch das sprachliche Verständnisfeld des Kindes sehr eingeengt, jedenfalls insofern als er mit den Worten nicht jenen Sinn verbinden konnte, der ihm von seiner allgemeinen Entwicklung her durchaus hätte zugänglich sein müssen. Beispielsweise konnte er solche Worte wie «Vater» nicht mit dem entsprechenden Sinn verbinden. Oder es fehlte ihm völlig das sprachliche Gefühl dafür, wie bei den Geschlechtern mit «der» oder «die» von Jungen oder Mädchen gesprochen wird. Der schwer genau einzugrenzende Bereich, der zwischen Störungen des Wortverständnisses als reinem Sinnesvorgang und einer ungenügenden Verbindung des Wortes mit dem Begriff liegt, war jedenfalls doch deutlich eingeschränkt. Das galt gerade auch für solche Begriffe, für die er an sich eine Verständnisfähigkeit hätte haben können. – Gleichzeitig mit dem Zurücktreten der hysterischen Symptome im Verlaufe seines Hierseins hat sich eine gewisse Sprachfähigkeit entwickelt. Unter Kindern drückt er sich ohne weiteres in Zwei- bis Drei-Wortsätzen aus. Wenn auch die Artikulation noch schlecht ist, so sind die

Worte doch gut verständlich. Es ist ihm jetzt auch möglich, einfache Worte als Diktat nach dem Gehör zu schreiben. Ebenso kann er nicht nur längere Sätze nachsprechen, sondern auf einfache Fragen antworten. Etwa auf die Frage «Womit fährt man im Winter?» gelingt ihm jetzt verhältnismäßig leicht die Antwort «mit dem Schlitten», was früher keinesfalls möglich gewesen wäre. Diese Fortschritte beruhen meines Erachtens teils auf einer heilpädagogisch erzielten Zurückdrängung des hysterischen Wesenszuges und teils auf einer Besserung jenes Wortesinnesbereiches, der mit dem «Hineinschlafen» und «Erwachen» zusammenhängt. Er wurde sprachtherapeutisch, besonders auch durch intensives sprachgestalterisches Vorsprechen, behandelt und nahm an der Eurythmie teil. Störungen des Raumhörens oder des Gestalterlebens, wie sie bei dem erwähnten Mädchen geschildert wurden, lagen bei ihm nicht vor. Dafür ist ein weiteres Symptom zu nennen, dem bei Sprachsinnstörungen eine große Bedeutung zukommt, nämlich ein außerordentlich eingeschränktes Wortgedächtnis. Dieses Phänomen bestand bei dem Jungen auf hochgradigste Weise. Oft hatte man den Eindruck, daß ein eben gehörtes Wort nach kürzester Zeit wie ausgelöscht war, gewissermaßen gar nicht in ihm nachklang.

Es ist verständlich, daß diese, gelegentlich überraschende Ausmaße annehmende Wortgedächtnisschwäche dazu führt, daß die innere Wortvorbildung, die für das Sprechen erforderlich ist, eben nicht vor sich gehen kann. *Eine* der Ursachen einer solchen Beeinträchtigung des Wortgedächtnisses wird sicherlich in einer eingeschränkten Funktion, einer ungenügenden Wachheit der Erlebnisvorgänge des Sprachsinnes zu suchen und auch von dort her zu bessern sein. Aus diesem Grunde wurde bei dem Jungen auf das intensive sprachgestalterische Vorsprechen so besonderer Wert gelegt. Eine gewisse, wenn auch zunächst noch anfängliche Besserung des Wortgedächtnisses konnte dadurch erreicht werden.

Die große Bedeutung des Wortgedächtnisses wurde mir durch ein Mädchen deutlich, das ich über einen Zeitraum von 13 Jahren beobachten konnte. Es bestand, als ich sie mit etwa 9 Jahren kennenlernte, die Symptomatik einer hochgradigen Hörstummheit mit einem minimalen, praktisch gänzlich an die jeweilige Situation gebundenen Wortverständnis und einem aktiven Wortschatz von ganz wenigen Worten. Dazu kamen hysterische und zeitweise auch ausgeprägt aggressive Verhaltenszüge. Gewissermaßen neben der Symptomatik einer Hörstummheit bestand zudem ein Gehirnschaden. Man muß sagen, daß es für die therapeutischen Ansatzpunkte weniger darauf, als auf das phänomenologisch zu beobachtende Erscheinungsbild des jeweiligen Standes der Sprachentwicklung ankommt. – In dem Maße, in dem das Wortverständnis allmählich wuchs, entwickelte sich das Sprechen, wenn auch mit gestörter Artikulation. Gleichzeitig gingen die hysterischen und aggressiven Züge zurück. Es war interessant zu sehen, daß das Mädchen anfänglich in der Klasse am besten sprach, wenn es hinter der Tafel, ganz durch diese verdeckt, stehen konnte. Im Hinblick auf das Hörgedächtnis für die Laute zeigte sich folgende sehr aufschlußreiche Erscheinung. Das Kind hatte zu einem gewissen Zeitpunkt seiner Entwicklung schreiben gelernt und kannte die Formen der Buchstaben ziemlich sicher. Auf ein sorgfältig vorgesprochenes Diktat vermochte es eine ganze Reihe von Worten ziemlich fehlerfrei niederzuschreiben. Wurde es dagegen aufgefordert, die Worte, die es kannte, frei, also ohne Diktat, aufzuschreiben, so entstanden sinnlose Buchstabenansammlungen, etwa von der Länge eines Wortes. Nur ab und zu war ein erkennbares Wort eingestreut. (Abb. 3) Das Wort- und Lautverständnis reichte also aus, das eben gehörte Wort unmittelbar schriftlich wiederzugeben; sollte es aber aus der, wenn auch nur eine kurze Zeitspanne andauernden Erinnerung niedergeschrieben werden, dann war nur noch eine Empfindung dafür vorhanden, wie lang ein Wort etwa ist. Die sinngebende Lautfolge des Wortes konnte nicht erinnert werden. Später näherten sich die niedergeschriebenen Worte allmählich mehr der richtigen Wortform an. Sie schrieb dann etwa anstelle von «ich schneide Brot» «ich schaeilsten Brot»; oder anstelle von «der Fahrstuhl» «der Uast». Heute schreibt sie frei die meisten Worte richtig, wenn auch mit vereinzelten Umstellungen. Lediglich die grammatikalische Sicherheit ist noch nicht erreicht. Das Sprechen hat sich ausreichend entwickelt, und das Sprachverständnis umfaßt alles, was im Tageslauf und in den meisten Gesprächen ihrer Umgebung auftritt. – Man

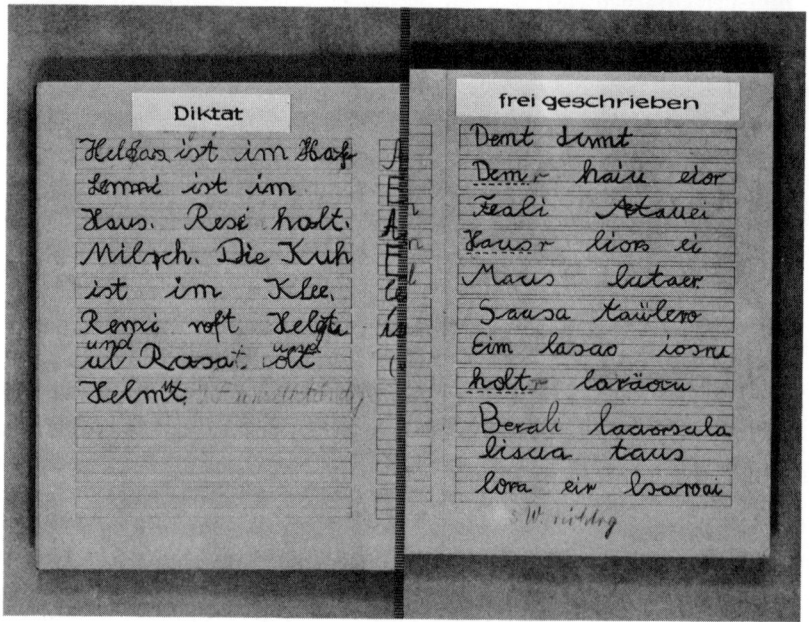

90

ersieht aus der geschilderten Beobachtung das schrittweise Reifen des Wortsinnes. Zunächst wird nur das ganze Wort als einheitlicher Klang so aufgenommen, daß es nachgesprochen werden kann. Dann erfolgt die Differenzierung in die einzelnen Laute. Bei regelrechter Entwicklung wird die Lautfolge des Wortes dann so erinnert, daß sie zu jeder Zeit neu hervorgebracht werden kann. Der pathologische Zustand bei diesem Kind bestand darin, daß die Erinnerungsspanne zunächst nur unmittelbar vom Vorsprechen bis zum Nachschreiben ausreichte. Erst allmählich verbesserte sich das Lautgedächtnis so, daß zu beliebigen Zeiten die Laute eines Wortes wiedergegeben werden konnten.

Wenn man die besondere Natur des Sprachsinnes in Betracht zieht, kann man also wohl sicher annehmen, daß zumindest ein Teil des gestörten Lautgedächtnisses im Zusammenhang mit einer eingeschränkten Funktion dieses Sinnes zu sehen ist. Mit der Aufhellung des Sprachsinnes entwickelte sich bei dem geschilderten Kind die Fähigkeit des spontanen Schreibens allmählich. Therapeutisch hat auch hier die Heileurythmie eine entscheidende Rolle gespielt. Die Besserung der im vorliegenden Fall anfänglich sehr schweren Sprachbehinderung ist nach meinem Eindruck einer über viele Jahre gehenden konsequenten heileurythmischen Behandlung im Wechsel mit Sprech- und Hörübungen sowie der heilpädagogischen Überwindung der hysterischen Komponente zu verdanken.

Betrachtet man die beiden letztgenannten Kinder, so kommt man zu dem Schluß, daß auditive Erinnerungsschwächen – sowohl für die Worte als auch für die Laute – ein weiteres Symptom eines beeinträchtigten Sprachsinnes darstellen. Es kann innerhalb einer weiten Spanne von geringfügigen Andeutungen bis hin zu hochgradig ausgeprägten Formen zur Erscheinung kommen.

Zum Abschluß noch eine kurze Bemerkung über das Verhältnis der Erkenntnissinne zu den Leibessinnen. Die Störung dieses Verhältnisses zeigt sich oft in einer auffälligen Erscheinung, nämlich der Bewegungsunruhe. Immer wieder ist zu beobachten, wie bei Kindern mit schweren Störungen des Sprachverständnisses und damit auch des Sprechens erhebliche motorische Unruhezustände das Bild bestimmen. Natürlich können diese auch aus ganz anderen Gründen auftreten. Man hat aber bei den genannten Kindern in besonderer Weise den Eindruck, daß ein harmonisierender Einfluß des Sprachwesens auf die Bewegungsabläufe fehlt. Es wird jedenfalls auf diese Weise oft sehr ansichtig, wie in solchen Fällen ein zu starkes Überwiegen der Leib-Willens-Prozesse gegenüber den seelischen Lösungsprozessen, die mit den Sprachsinneswahrnehmungen verbunden sind, vorliegt. Den gleichen

wohltuenden Einfluß, den ein erholender Schlaf auf das innere Gleichgewicht des Leib-Seele-Zusammenhanges im Menschen hat, kann auf solche
Kinder ein entspanntes Zuhören, das «Hineinschlafen in das Gehörte»,
wenn es zustande kommt, haben. Wenn das Kind durch einseitige und
übermächtige Erlebnisse der Leibessinne zu sehr hineingezogen wird in die
Gegenstandswelt, in den Raum, in dem sich leibliches Sein und Bewegung
vollzieht; wenn ihm dazu vielleicht noch die Namen der Dinge fehlen und
die letzteren dadurch jene eigentümliche, oft ins Zwanghafte gehende Faszi-
nation ausüben, die man so oft beobachten kann – dann ist jener Teil des
Sprachsinnesprozesses, der besonders in dem Hineinschlafen in das Gesprochene besteht, für ein solches Kind eine wahre Wohltat. Nicht so sehr wegen
des Inhaltes des Gesagten allein, viel mehr noch wegen der Möglichkeit,
dabei eine Lösung und Lockerung des viel zu stark im Leib gebundenen
eigenen Seelenwesens zu erfahren und darüber hinaus die unmittelbare
Wahrnehmung des seelischen Seins des sprechenden Erziehers zu haben.
Daß es angesichts dieser Zusammenhänge entscheidend darauf ankommt,
wie der Erzieher oder Heilpädagoge zu dem Kind spricht, ist unmittelbar
einzusehen. Es wird auch viel davon abhängen, daß der zu solchen Kindern
sprechende Heilpädagoge sich des wirklichen Vorganges genügend bewußt
ist. Wir erinnern uns daran, daß es nicht nur auf die «Richtung» vom
Sprechenden zum Kind hin ankommt; gleichermaßen wichtig, oft sogar von
noch größerer Bedeutung ist es, das Lauschen des Kindes, also die Anregung
seines Sprachsinnes, herauszulocken. In aller seelischen Konkretheit ist
damit jener «Schlafens-Vorgang» gemeint, der zur Sprachwahrnehmung
gehört. Es ist oft sehr aufschlußreich zu sehen, daß die Kinder, von denen
hier die Rede ist, schlechter verstehen, sich sogar gegen das Gesagte sperren,
wenn zu laut zu ihnen gesprochen wird. Geschieht es leiser und behutsamer,
geradezu wie «einschläfernd», gelingt ihnen das Verstehen oft sogleich
besser.

Die Bewußtheit und Klarheit der Sprache des Heilpädagogen, das rechte
Gefühl für die passende Lautstärke, die Empfindung dafür, in welchem
Entwicklungszustand der Sprachsinn des Kindes sich befindet, alles das
formt an der Bildung dieses Sinnes.

1 R. Steiner, «Die Mission der neuen Geistesoffenbarung», GA 127.

2 R. Steiner, Marie Steiner-von Sivers, «Methodik und Wesen der Sprach-gestaltung», GA 280.

3 R. Luchsinger, G. E. Arnold, «Handbuch der Stimm- und Sprach-Heilkunde», Band 2, Wien 1970.

4 R. Steiner, «Erziehungskunst», GA 294.

5 E. Moll, «Die Sprache der Laute», Stuttgart 1968.

6 R. Steiner, «Die Geisteswissenschaft und die Sprache», Vortrag vom 20. 1. 1910, Dornach 1938.

7 G. Hammarström, «Linguistische Einheiten im Rahmen der modernen Sprachwissenschaft», Berlin-Heidelberg-New York 1966.

8 H. Gundermann, «Wesen, Bedeutung und Entwicklung der Sprache», in «Phoniatrie und Pädoaudiologie», herausgegeben v. P. Biesalski, Stuttgart 1973.

9 H. Claussen u. a., «Psycholinguistik in der Sonderpädagogik», Berlin 1975.

10 G. Böhme, «Stimm-, Sprech- und Sprachstörungen» Stuttgart 1974.

11 M. Merleau-Ponty, «Phänomenologie der Wahrnehmung», Berlin 1966.

12 R. Steiner, «Grenzen der Naturerkenntnis», GA 322.

13 Karl König, «Sinnesentwicklung und Leiberfahrung», Stuttgart 1971.

14 R. Steiner, «Anthroposophie», Ein Fragment, GA 45.

15 W. Porzig, «Das Wunder der Sprache», Bern 1950.

16 R. Steiner, «Anthroposophie, Psychosophie, Pneumatosophie», GA 115.

17 Karl König, «Die ersten drei Jahre des Kindes», Stuttgart 1957.

18 R. Steiner, «Weltwesen und Ichheit», GA 169.

19 R. Steiner, «Von Seelenrätseln», GA 21.

20 R. Steiner, «Allgemeine Menschenkunde als Grundlage der Pädagogik», GA 293, Vortrag vom 29. 8. 1919.

21 R. Steiner, «Die Erneuerung der pädagogisch- didaktischen Kunst durch Geisteswissenschaft», GA 301.

22 P. Koella, «Die Erforschung des Schlafes – ihr heutiger Stand», Universitas, 32. Jahrg., Heft 1.

32 Martin Kiessig, «Dichter erzählen ihre Träume», Stuttgart 1976.

24 R. Steiner, «Geisteswissenschaft als Erkenntnis der Grundimpulse sozialer Gestaltung», GA 199.

25 R. Steiner, «Menschenwerden, Weltenseele und Weltengeist», GA 206.

26 R. Steiner, «Theosophie, Einführung in übersinnliche Welterkenntnis und Menschenbestimmung», GA 9.

27 R. Steiner, Marie Steiner-von Sivers, «Sprachgestaltung und Dramatische Kunst», GA 282.

28 R. Steiner, «Das Rätsel des Menschen», GA 170.

29 H. Schober, J. Rentschler, «Das Bild als Schein der Wirklichkeit», München 1952.

30 J. H. V. Gilbert, Speech perception in children, in A. Cohen, «Structure and Process in Speech Perception», Berlin-Heidelberg 1975.

31 R. Steiner, «Heilpädagogischer Kursus», GA 317.

32 H. Klimm, «Betrachtungen zum Heilpädagogischen Kurs von R. Steiner», in «Zum Heilpädagogischen Kurs Rudolf Steiners». Heilpädagogik aus anthroposophischer Menschenkunde Bd. 1, Stuttgart 1974.

33 Die akustische oder auditive Agnosie ist nach Arnold (3) «... der schwerste Grad einer Reihe von zentralen Störungen der auditiven Wahrnehmung, welche im Kindesalter die Entwicklung der Sprache verhindern können.» Die Sprache wird gehört, aber nicht verstanden. Dabei kann die auditive Agnosie sogar nicht-sprachliche Klangerscheinungen betreffen. Auch die gestörte Schall-Lokalisation gehört in dieses Krankheitsbild.

URSULA HERBERG

Neue Ansätze zur Sprachtherapie

I

In der heileurythmischen Arbeit, der Sprachgestaltung und in der Heilpädagogik bin ich im Laufe der Jahre mehr und mehr den Problemen der Sprachentwicklungsstörungen und allgemeinen Sprechstörungen begegnet. Durch diese Arbeit ergab sich zunehmend die Möglichkeit, tieferliegende Zusammenhänge zu durchschauen und neben der Eurythmie auch die Sprachgestaltung therapeutisch anzuwenden. Es gibt viele Angaben und Hinweise Rudolf Steiners, die eine gezielte Sprachheilbehandlung methodisch durchaus fundieren können. Ich bin wiederholt gebeten worden, von meinen Erfahrungen zu berichten, und will dies hiermit versuchen, um dadurch Anregungen zu sprach-therapeutischem Arbeiten zu geben.

Karl König schildert in seinem Buch «Die ersten drei Jahre des Kindes» ausführlich die Sprachentwicklung. Diese Ausführungen liegen dem nachstehend Gesagten mit zugrunde. Wenn wir das Kind in der ersten Lebenszeit betrachten, so sehen wir, wie es sich langsam seine eigene Leiblichkeit erobern muß. Es lernt, den Kopf zu heben, sich aufzurichten, zu sitzen, zu stehen und zu gehen. Die Bewegungen werden gezielter, willkürlicher, es beginnt mehr Anteil an seiner Umgebung zu nehmen. Wir wissen, daß der Säugling zunächst noch nicht gegenständlich sehen kann, noch nicht lächelt und natürlich auch nicht spricht. Das alles ist uns ganz selbstverständlich.

Während nun das Kind so aus seiner Bewegung heraus im ersten Lebensjahr dazu kommt, sich aufzurichten und zu gehen, erleben wir, wie es mehr und mehr auch das zu ihm gesprochene Wort wahrnehmen und verstehen lernt. «Das zu ihm gesprochene Wort», das ist wichtig, denn wir müssen zu dem Kind sprechen, erst dann hat es durch die Kraft der Nachahmung die Möglichkeit, selbst sprechen zu lernen. Dieses Sprechen des anderen, also die Sprache selbst, muß das Kind zunächst *wahrzunehmen* lernen, nicht nur zu hören. Hören kann ich mit dem Gehörsinn jedes Geräusch, jeden Ton. Um aber die Sprache als «Sprache» zu erleben, um den einzelnen Laut, ein a, e oder i wahrzunehmen, dazu bedarf es noch des Sprach-, Laut- oder Wortsinnes, der sich im ersten Lebensjahr aus der Bewegung heraus durch den Erwerb des aufrechten Ganges entwickelt. Danach beginnt das Kind im zweiten Lebensjahr das Sprechen selbst zu erwerben; es lernt auch durch das Selbstsprechen immer besser zu verstehen, wie die Worte zu verwenden sind. Die Wortbedeutung erscheint zunächst allerdings nur in Verbindung mit den betreffenden Gegenständen. Erst allmählich macht das Kind sich unabhängige Vorstellungen. Dazu ist wiederum ein Sinn erforderlich, der uns einen weiteren Zugang zu unserer Umgebung und «zur Welt» verschafft. Es ist der Begriffs-, Vorstellungs- oder Gedankensinn, der es uns ermöglicht, die Gedanken eines anderen Menschen wahrzunehmen. Er darf nicht mit dem eigenen Denken verwechselt werden. Das wurde an anderer Stelle in diesem Band bereits erwähnt. «Sinn ist das, wodurch wir uns eine Erkenntnis verschaffen, ohne Mitwirken des Verstandes», erläutert Rudolf Steiner in den ersten Vorträgen 1909 über die menschlichen Sinne (1), und er fährt fort: «Wo wir uns durch das Urteil eine Erkenntnis verschaffen, da sprechen wir nicht von Sinn, sondern nur da, wo unsere Urteilsfähigkeit noch nicht in Kraft getreten ist. Nehmen Sie eine Farbe wahr, so gebrauchen Sie einen Sinn. Wollen Sie urteilen zwischen zwei Farben, so gebrauchen Sie keinen Sinn.»

Über die Rolle des Bewegungsorganismus für die Wirkungsweise des Wortsinnes wurde ebenfalls in diesem Band gesprochen (s. Seite 73), wir können hier darauf hinweisen. Als wesentlich ist festzuhalten, daß wir es sowohl beim Wahrnehmen und Verstehen der Sprache, als auch beim Sprechen mit der *willkürlichen* Bewegungsfähigkeit zu tun haben. Das Sprechen selbst stammt, ebenso wie die Bewegung, unmittelbar aus dem Seelischen, wird durch den Willen im Seelischen angefacht. Ohne daß wir wollen, kommt kein gesprochenes Wort zustande. «Der Impuls des Sprechens geht vom astralischen Leib aus, der vom Ich modifiziert wird.»(3)

Betrachten wir noch einmal das sich entwickelnde Kind, so sehen wir, wie durch den Erwerb des aufrechten Ganges um das erste Lebensjahr der Sprachsinn geboren wird. Dadurch ist die Möglichkeit zur Entfaltung der Sprache gegeben. Im Zusammenhang damit erscheint der Gedankensinn. Das Auftreten des Sprach- und Gedankensinnes fällt in die beiden ersten Lebensjahre. Beide sind *anlagemäßig* vorhanden, es bedarf jedoch der Sprache, um aus diesen Anlagen Fähigkeiten zu machen. Dadurch erst ist dann auch um das dritte Lebensjahr, wenn das Kind «Ich» zu sich sagt, die Möglichkeit des eigenen Denkens gegeben. Bis zu diesem Alter reichen gewöhnlich auch die ersten Erinnerungen zurück.

II

Wir wissen, es gibt viele Kinder mit Sprechstörungen wie z. B. Stammeln, Poltern, Stottern, Dysgrammatismus. Das heißt also, die Laute werden verdreht oder zum Teil gar nicht gesprochen; die Aussprache bleibt unartikuliert und das Sprechen gehemmt; die Satzbildung ist verkehrt, es werden nur Ein- und Zweiwortsätze gebildet. An den methodischen Grundlagen zur Behebung dieser Störungen wird logopädisch und sprachtherapeutisch intensiv gearbeitet. Es gibt aber darüber hinaus erschreckend viele Kinder, die gar nicht mehr sprechen lernen. Oft können sie nicht verstehen, was man zu ihnen spricht, oder aber sie können nicht einmal das gesprochene Wort selbst als solches wahrnehmen. Es kann sogar den Anschein haben, als ob diese Kinder taub wären, was jedoch nicht der Fall ist. Man spricht von Hörstummheit in ihren verschiedenen Erscheinungsweisen bzw. von unterschiedlichen Graden der verzögerten Sprachentwicklung (s. dazu auch Seite 86 dieses Bandes).

Was liegt da vor? Ganz allgemein kann man zunächst feststellen, daß wir es bei allen sprachgestörten Kindern stets auch mit Bewegungsstörungen zu tun haben; sei es in der Grobmotorik, sei es in der Feinmotorik. Daraus ergeben sich wesentliche Anregungen für die Therapie. Dies wird uns aus den vorangegangenen Betrachtungen wie selbstverständlich erscheinen. Kinder, die mehr oder weniger verstehen, was man zu ihnen spricht, selbst gar nicht oder nur wenig sprechen können, haben – bis zu einem gewissen Grade – den Wort- und Begriffssinn entwickelt. Sie sind jedoch ausnahmslos irgendwie in ihren Bewegungen gehemmt oder ungeschickt. Das ist allerdings gar nicht immer auf den ersten Blick zu erkennen und bedarf besonderer Aufmerksamkeit seitens des Therapeuten. Von diesen Kindern wird weiter unten noch die Rede sein. Kinder dagegen, die das gesprochene Wort gar nicht wahrnehmen, sind meistens sehr unruhig, haben unwillkürliche und ausfahrende Bewegungen. Dies trifft auch bei solchen Kindern zu, die einwandfrei einzelne Worte, sogar Sätze nachsprechen lernen, doch keinen Inhalt, keinen Sinn, also keinen Begriff damit verbinden können. Ihre Sprache tönt sehr mechanisch, fast automatisch; einzelne Worte werden häufig wiederholt. Wie eine steckengebliebene Schallplatte kann es einem vorkommen. Die Worte können darum auch nicht im richtigen Zusammenhang Anwendung finden. Es besteht da überhaupt keine innere Beziehung zur Sprache und zum Gesprochenen. Ja, man hat bei diesen Kindern den Eindruck, die sie umgebende Sprache erreicht sie gar nicht, wie ein Blinder auch keine Farben sehen kann. Doch sind sie oft sehr musikalisch. Ein Lied oder Musikstück singen bzw. summen oder tönen sie sofort richtig nach. Dies kann allerdings ohne Unterbrechung lange andauern und bei jeder Gelegenheit wiederholt werden. Hier bestehen auch Übergänge zum Sprachverhalten autistischer Kinder.

Es wurde bei der Darstellung des Sinnesorganes des Wortsinnes in diesem Bande (siehe S. 73) erwähnt, daß wir unseren Bewegungsorganismus beim Zuhören in Ruhe zu halten haben, wenn wir etwas verstehen wollen, und wie das Auffassen der Sprache erst durch die zurückgehaltene, «gestaute» Bewegung möglich ist. Doch welche Bewegung wird gestaut, zurückgehalten? Diese Frage soll hier noch einmal aufgeworfen werden. Die physische Bewegung der Gliedmaßen selbstverständlich – aber gerade dadurch bewegt sich etwas anderes «innerlich» und macht es so überhaupt erst möglich, daß wir beim Zuhören zum Verstehen kommen. In «Methodik und Wesen der Sprachgestaltung» finden wir weitere wesentliche Hinweise Rudolf Steiners über das Besondere dieser inneren Bewegung, die beim Zuhören vor sich geht: «Gewöhnlich glaubt man, daß die Menschen bloß mit den Ohren zuhören. Wogegen schon das spricht, daß manche, wenn sie etwas ganz besonders auffassen wollen, den Mund aufsperren beim Zuhören. Sie würden das nicht tun, wenn man bloß mit den Ohren zuhörte. Man hört viel mehr mit den Sprachorganen zu, als gewöhnlich gemeint wird. Man schnappt gewissermaßen in die Rede des Redners immer ein gerade mit seinem Sprechorgan. Und der ätherische Leib redet eigentlich immer mit, macht immer Eurythmie mit, wenn zugehört wird, und zwar Bewegungen, die durchaus den eurythmischen Bewegungen entsprechen. Nur kennt sie der Mensch meistens nicht, wenn er nicht Eurythmie gelernt hat. Es ist so, daß alles, was gehört wird von den unlebendigen Körpern, mehr von außen mit dem Ohr gehört wird, daß aber die Rede des Menschen eigentlich so gehört wird, daß beachtet wird, was von innen an das Ohr anschlägt. Das ist eine Tatsache. Die wenigsten Menschen wissen, welch großer Unterschied besteht zwischen dem Anhören eines Glockengeläutes oder einer Symphonie und dem Zuhören der menschlichen Rede. Bei der menschlichen Rede wird eben eigentlich das innere Mitsprechen gehört. Das andere ist vielmehr Begleiterscheinung, als es dies ist beim Anhören von irgend etwas Unorganischem.»(2)

Wir können uns so erklären, warum es möglich ist, daß die geschilderten Kinder zwar sehr gut Musikalisches aufnehmen können, für die Sprache aber wie taub sind. Das Musikalische nehmen sie durch den Hörsinn wahr; das innere Mitsprechen aber, diese feine, sehr regsame Beweglichkeit der Sprachorgane, diese innere Eurythmie des ätherischen Leibes findet nicht statt. Wenn wir uns das vergegenwärtigen, dann wird verständlich, daß die Eurythmie selber als Heilmittel hier unumgänglich erforderlich ist.

In einer Fragenbeantwortung über Sprachstörungen vom 4. 10. 1920 spricht Rudolf Steiner ganz allgemein über solche Zusammenhänge: «Denn sehen Sie . . . . . . bei der Sprach*entstehung* spielt ganz zweifellos, ganz gewiß eine Ur-Eurythmie der Menschen eine ganz bedeutsame Rolle. . . . . . wir müssen auf dem Urgrunde der menschlichen Entwicklung in Urzeiten einen Übergang von einer gebärdenhaften Sprache, von einer Art Eurythmie zu der Lautsprache konstatieren. Dasjenige, was im Organismus zur Ruhe gekommen ist, hat sich spezialisiert in den Sprachorganen, hat selbstverständlich erst die Sprachorgane eigentlich ausgebildet; wie das Auge am Licht gebildet ist, so ist das Sprachorgan gebildet an einer zuerst tonlosen Sprache. Und wenn man diese ganzen Zusammenhänge kennt, dann wird man nach und nach das Eurythmische, indem man es ordentlich einführt in das Didaktische, ganz besonders gut verwenden können, um entgegenzuarbeiten alledem, was sprachstörend eingreifen könnte.»(2)

Es wird uns somit angedeutet, wie einst eurythmische Bewegungen der Gliedmaßen und des gesamten Organismus die Sprachorgane gebildet haben. Im Kehlkopf tragen wir jetzt jenes konzentrierte Bewegungssystem in uns, das nicht nur beim eigenen Sprechen bewegt wird, sondern das beim Zuhören des gesprochenen Wortes ebenso mitschwingen muß, wenn die Rede verstanden werden soll. Wenn es nicht geschieht, wenn sich da nichts oder nicht viel mitbewegt, dann ist durch die Eurythmie der erste Ansatzpunkt zum Therapeutischen gegeben.

Es ist wichtig, diesen Kindern viel Eurythmie vorzumachen, auch in Verbindung mit Sprache oder Rezitation, weil sie dann *sehen*, was eigentlich beim Zuhören unsichtbar innerlich geschieht. Denn die Eurythmie als solche wirkt anregend auf den Ätherorganismus des Zuschauers. Doch dies allein würde nicht genügen. Der ganze Organismus des Kindes muß sozusagen «durcheurythmisiert» werden. Er muß in Einklang gebracht werden mit den eurythmischen Sprachbewegungen. Es ist gut, wenn man den Laut oder ein entsprechendes Wort deutlich dazu spricht (L – Licht, Lilie; A – da, U – zu).

Man darf sich auch nicht scheuen, am Anfang die Bewegungen des Kindes zu führen, denn seine eigenen Bewegungen sind ja meist unharmonisch und unfähig, sich selbst zu gestalten. Durch die vorhandene Unbeweglichkeit des Ätherleibes ist auch hier die physische Organisation, oft schon beim kleinen

Kinde, zu fest geworden. Besonders auf die Fuß- und Handgelenke ist dabei zu achten. Es werden stets individuelle heileurythmische Angaben gemacht werden müssen, doch als «Grundlaute» bei nicht sprechenden Kindern ergeben sich: L, M, R und A, U, E.

Bei einer Konferenzbesprechung wurde Rudolf Steiner wegen eines scheinbar taubstummen Kindes aus der Hilfsklasse gefragt. Er sagte u. a.: «Das Kind ist nicht taubstumm. Das Mädchen hört und kann auch zum Sprechen gebracht werden. Es ist das Zentralorgan träge. Man kommt ihm nicht bei und muß einfach alles versuchen. Ihr langsam vorsprechen, man muß sie alles nachher nachsprechen lassen, und so vorgehen, daß man es zuerst langsam macht und dann die Sache beschleunigt, daß sie allmählich schneller fassen muß. Und auch die Übung machen, daß man laut vorspricht und sie dann leise, und umgekehrt. Man macht es erst langsam, sie dann schnell und variiert. Wenn möglich Reihen von Wörtern, die einen Zusammenhang haben, rückwärts und dann vorwärts, um auf das Denksprachzentrum zu wirken. Dann würde ich sie Heileurythmie-Übungen machen lassen, die auf den Kopf angewandt werden, und zwar täglich, wenn auch nur für kurze Zeit.»(2) Offenbar hat es sich um ein Kind gehandelt, das vielleicht heute als hörstumm bezeichnet würde. Die Variationen im Vorsprechen sind darauf gerichtet, die «akustische Aufmerksamkeit» des Mädchens zu erregen. Die Wichtigkeit der Eurythmie in diesem Fall ergibt sich ohne weiteres aus dem bisher Gesagten.

Haben wir nun Kinder vor uns, welche die Sprache als solche wahrzunehmen gelernt haben, ganz deutlich hören, daß ein anderer spricht und zu ihnen spricht, die sich aber selbst nicht ausdrücken können, dann kann man immer wieder erleben, wie diese Kinder leicht zornig werden. Sie sprechen in einer Art von «Kauderwelsch», wollen sich verständlich machen und werden immer ungehaltener, wenn man sie nicht versteht. Sie fangen an zu schreien, zu schlagen und zu stoßen. Alles staut sich in ihnen und oft sind sie dann bald gar nicht mehr ansprechbar, nur noch Abwehr.

Hier schieben sich dann die Hemmungen des «Sprechens» im Sinne von Karl König ganz in den Vordergrund. Solche Kinder sind meistens unrhythmisch und unmusikalisch. Auf den ersten Anblick wirken sie gelegentlich recht beweglich: sie sind flink, «rennen» gerne im Kreis herum, spielen meist gern Fußball, können oft den Ball auch gut werfen. Man hat nicht den Eindruck, die Sprache erreiche sie nicht, sondern es scheint vielmehr, als wenn sie in ihnen «gefesselt» wäre, als wenn sie das Sprechen nicht heraussetzen könnten. Und in der Tat, man muß diese Kinder wirklich von ihrer eigenen Bewegungseinengung, von diesen Fesseln, befreien. Was ihnen fehlt, ist eine innere, rhythmische Beweglichkeit und die Entfaltung der Feinmotorik. Häufig ist ihre Brustregion zu hart, der Rücken schwach und steif.

Selbst bei größeren Kindern hat man dann wie bei den Kleinen anzufangen: lange Schritte – kurze Schritte; schwere Schritte – leichte Schritte. Und dann das Hüpfen! Da ist keiner, der es kann! Oft muß man sie zuerst auf den Schoß nehmen und «Hopp, hopp, hopp . . . . .» mit ihnen machen und sie dabei ganz in die eigene rhythmische Bewegung mitnehmen. Alles sollte man mit rhythmischen Versen und Liedern verbinden. Sehr gut ist es auch, sie den Hexameter-Rhythmus mit einem «Schuhmacherlied» auf die eigenen Fußsohlen klopfen zu lassen. Auch das muß man natürlich über lange Zeit hin mit ihnen üben. Schließlich die Finger! Kaum eines dieser Kinder kann damit «trippeln» oder Ringlein bilden. Also: Fingerspiele in jeder Art.

Dazu kommt aber auch hier, daß mit intensiven eurythmischen Übungen Wesentliches beizutragen ist; in erster Linie zur Lockerung und zu rhythmischen, beseelten Bewegungen. Das alles sollte man sehr bildhaft gestalten, das ist überaus wichtig. Blumen wachsen lassen mit L, mit R fliegen die Bienen und dreht sich das Rad, und den Honig schlecken wir dann mit M aus dem großen O-Honigtopf usw., L/M/R mit den Fingern, Händen, Armen, Schultern, Füßen und Beinen! L/M und R sowie A-U, A-E sind die wesentlichen Grundlaute auch hier.

Das erste Kind, das mir wegen «Nicht-Sprechens» zur heileurythmischen Behandlung übergeben wurde, gehörte zu den zuletzt geschilderten. Der Junge war 4½ Jahre alt, kleinköpfig, mit flachem Hinterkopf. Drei Worte konnte er allerdings sagen: Mama, Papa, bobo. Auch er konnte recht zornig werden und bekam dabei richtige Schrei- und Wutanfälle. Man merkte am Anfang nicht so sehr, daß ihm sehr viele Begriffe fehlten, weil er einiges «aus der Situation» heraus verstand. Er konnte gut vorwärts und rückwärts gehen und den Ball werfen. Ebenso war er unrhythmisch, unmusikalisch, mit flacher Atmung und sehr schwachem Rücken. Alles, was er in seiner Umgebung sehen konnte, war wichtig! Jede Fliege an der Wand wurde registriert. Dazu war er sehr geräuschempfindlich und hielt sich oft bei etwas zu lauten Geräuschen die Ohren zu, auch wenn man zu laut sprach. Aber selber konnte er kaum zuhören oder gar «lauschen». Mit Leier, Glockenspiel und viel Singen versuchte ich, ihm diesen «Hörraum» zu erschließen. Nach einigen Monaten, als er auch schon anfing zu sprechen, konnte er an ein Lied ganz hingegeben sein und wirklich der Melodie und dem Instrument lauschen. Dann sagte er mit großen Augen: «Peter hört – mit Ohr!»

Ein fast noch größeres Erlebnis war es für ihn sowie für mich, als er sein eigenes «Herzlein» pochen hörte. Zuerst, als ich versuchte, ihn darauf aufmerksam zu machen – er war vorher tüchtig «Galopp gesprungen» –, schüttelte er den Kopf und meinte, ich würde das machen. Da, an dieser Stelle wären doch nur Knochen! Daß er selbst ein «Herzlein» hätte, welches pocht, das war für ihn etwas ganz, ganz Unverständliches. Doch als er es dann wirklich wahrnahm, da lauschte er, auf meinem Schoß sitzend, lange, lange voller Hingabe in sich hinein. Seine Mutter erzählte mir danach, daß er zu Hause alle Leute «horchen» ließe! Und voller Aufregung sagte er immer und immer wieder: «Klopft noch immer!»

Solche Kinder werden bald sehr zutraulich; sie werden gelöster, das Schreien und Schlagen verliert sich, und oft zeigt sich dann eine große Empfindsamkeit. Beginnen sie zu sprechen, dann häufig erst leise und schüchtern, fast, als wenn sie sich vor sich selbst genieren würden. Ein Dritter darf meist gar nicht dabei sein. Sie müssen sich dann wirklich das Sprechen Stück für Stück, Silbe für Silbe, Wort für Wort erobern und sind auch sehr fleißig im Üben. So war es auch bei Peter. Ich werde auf ihn später noch einmal zu sprechen kommen.

Es ist nun bei all den geschilderten Kindern auffällig, daß genügend differenzierte Bewegungsmöglichkeiten fehlen, weil die physische Organisation zu fest, zu hart ist. Oft hat man den Eindruck von ausgeprägten muskulären Verspannungen. Es zeigt sich deutlich, daß die seelisch-geistige Wesenheit des Kindes die physische und ätherische Organisation nicht richtig ergreifen und durchdringen kann. Alles fällt dadurch zu stark «in die Schwere».

Ich erinnere mich da besonders an einen sehr kleinen vierjährigen Buben, der noch wie ein richtiges Baby wirkte. Er lernte mit 2½ Jahren laufen, konnte aber noch nicht sprechen. Die Füße und Hände fast zu klein, mit dem Daumen im Mund, war er noch «wie im Himmel». Alles an ihm schien weich und rosig, eben babyhaft. Ich erschrak, als ich ihn auf dem Schoß hatte und nicht nur die kalten, unbelebten Händchen und Füßchen spürte, sondern feststellen mußte, wie schwer und ungelenk alles an ihm war. Ja, «ungelenkig», das ist der richtige Ausdruck. Mir wurde da ganz klar, wie stark diese Zusammenhänge sind und wie wichtig es ist, darauf besonders zu achten. Ein Hinweis im Heilpädagogischen Kurs, im 7. Vortrag, kann durch ein solches Erlebnis plötzlich eine ganz neue Bedeutung bekommen: «In den ersten Jahren sollte ja von einem starken Astralleib und Ich aus der Stoff-wechsel-Gliedmaßenmensch geregelt werden.» Und weiter: «Nun handelt es sich darum, ihn (den gerade besprochenen Jungen, Verf.) dazu zu bringen, seine physische Organisation überhaupt deutlich zu empfinden. Denn im Empfinden schleift sich sozusagen die Wachstumskraft der physischen Organisation ein. Also man muß mit ihm Übungen machen in Heileurythmie, welche ihn dazu bringen, seine eigene physische Organisation zu spüren. Das E ist dazu besonders geeignet, denn da berührt sich der Mensch in seiner Organisation selber, ebenso das U und das Ö. Ö nimmt man zur Regulierung. U und E sind dazu da, damit sich das Kind in sich selber verspürt.»(6) Das Empfinden der eigenen, eben oft sehr «verhärteten» physischen Organisation ist sicher bei den jetzt geschilderten Kindern in vielen Fällen beträchtlich gestört. Besonders häufig betrifft das Rücken und Brustkorb.

Wenn die Kinder dann durch Eurythmie und rhythmische Bewegungs-Übungen zu sprechen begonnen haben, muß man mit regelrechten Sprech-Übungen fortfahren. Man beginnt mit Silben wie: ma, me, mi, mo, mu; ba, be, bi, bo, bu; da, de, di, do, du, usw. und geht zu Worten und kleinen Sätzen langsam über. Die Verbindung der Konsonanten mit der Vokalreihe «a, e, i, o, u» ist dabei sehr günstig. Bei Sprachfehlern, Stammeln z. B., wenn Laute verdreht werden oder fehlen und durch andere ersetzt werden, sind reine Sprech-Übungen ja ohnehin unumgänglich erforderlich. Wie in der Sprachgestaltung sollte man auch hier stets von dem Laut als solchem ausgehen und nicht von der mechanischen Mundstellung; selbst wenn man manchmal nachhelfen muß, beispielsweise beim «sch» durch eine «Schnute». Wir selbst müssen uns gleichzeitig durch intensives eigenes Üben bewußt werden, was beim Sprechen mit und durch die «Sprachwerkzeuge» – Lippen, Zähne, Zunge, Gaumen – und dem Atem geschieht. «Lernen Sie jeden Laut *erfühlen*, werden Sie sich Ihrer Sprachwerkzeuge *bewußt*» ist ein Kardinalsatz der Sprachgestaltung. «Mit dem Bewußtsein hineingehen in die Sprachwerkzeuge, das heißt nicht, sie nur physisch stark erfühlen, sondern sie durch die Bewußtseinsdurchdringung von der Physis lösen und in den Atemstrom hineinlegen.»(2)
Wir versuchen ja auch in der Eurythmie die Bewegungen von der Physis zu lösen, aber gerade durch das beseelte, vollbewußte Ergreifen derselben in den Gliedmaßen. Erst dadurch werden sie leicht, verlieren ihre Schwere, und die Gesetze des «Lebendigen» können wie beim Pflanzenwachstum, wo die Säfte entgegen der Schwerkraft nach oben steigen, wirksam werden. So scheint auch ein schlafendes Kind beim Tragen viel schwerer zu sein als ein

waches, und ebenso ist ein gelähmtes Glied «schwer wie ein Stein». Gelingt uns auch in der Sprachgestaltung dieses Loslösen von der Physis mehr und mehr, dann haben wir schon im Sprechen selber und vor allem im Vorsprechen etwas Therapeutisches.

Erinnern wir uns im Hinblick auf die Bedeutung des Vorsprechens noch einmal an das erwähnte «Mitsprechen», Mitschwingen der Sprachorgane beim Zuhören, worüber sich Rudolf Steiner in einer Fragenbeantwortung über Sprachstörungen recht drastisch ausdrückt: «Sehen Sie, die Menschen sprechen im Leben miteinander. Sie merken im Leben wenig von den – ich möchte sagen – imponderablen Wirkungen, die von Mensch zu Mensch ausgeübt werden beim Sprechen. Diese Wirkungen sind aber doch da. Wir sind heute so abstrakt geworden, daß wir eigentlich nur den anderen auf den Verstandesinhalt hin anhören. Die wenigsten Menschen haben heute ein Gefühl davon, was eigentlich gemeint ist, wenn ein mit etwas mehr physisch-organischem Mitgefühl ausgestatteter Mensch, nachdem er mit einem andern gesprochen hat, nun fühlt, wie er die Sprechweise des andern in seinem eigenen Sprachorganismus bis zu einem hohen Grade bewußt weiterträgt. Die wenigsten Menschen haben heute ein Gefühl davon, was man nach dieser Richtung alles erlebt, wenn man hintereinander mit vier, fünf, sechs Menschen zu sprechen hat, von denen der eine hustet, der zweite heiser ist, der dritte einen anschreit, der vierte ganz unverständlich redet, denn das alles macht der eigene Organismus mit; der vibriert fortwährend mit, der erlebt das alles mit. Wenn man nun ausbildet dieses Gefühl des Miterlebens der Sprache, dann erlangt man allerdings ein starkes Gefühl – ich möchte sagen auch für die Abwehr. Da tritt das Eigentümliche auf, daß man gerade bei solchen Dingen, die so eng mit der Subjektivität des Menschen verbunden sind wie Sprachstörungen, daß man da dann herausfindet, in welcher Weise man vorsprechen muß irgend jemandem, der an Sprachstörungen leidet, wie man ihm vorsprechen muß, damit er durch Imitation, durch Nachahmung manches erreicht . . . . Allerdings muß man dann das menschliche Mitgefühl bis in dieses Organische hinein entwickeln können.»(2) Hier ist an ein Kernproblem sprachtherapeutischen Arbeitens gerührt. Der Sprachtherapeut muß danach streben, sein menschliches Mitgefühl bis ins Organische hinein zu entwickeln. Er erkennt dadurch, wie er zu einem bestimmten Kind zu sprechen hat, und das Kind, das ja sicher häufig genug das Schicksal seiner Sprachlosigkeit durchaus empfindet, fühlt sich aufgenommen, belebt und angeregt in diesem Mitgefühl.

III

Die «Grundelemente», an die wir uns als Sprachgestalter und besonders als Therapeut somit heranzutasten haben, um das «Wesenhafte in der Sprache zu ergreifen», sind das «Erfühlen des Lautes und des Atems, ihr allmähliches Heraufheben in die Bewußtseinssphäre.»(2) Hierzu haben wir nun vor allem die sogenannte «äußere Einteilung» der Konsonanten in Lippen-, Zahn-, Zungen- und Gaumenlaute. Die Einteilung in Stoß- und Blaselaute, Zitter- und Wellenlaut sowie die Vokalreihe kann in diesem Zusammenhang nicht berücksichtigt werden, auch wenn sie gleichermaßen mit zu dem «Wesenhaften der Sprache» gehört.

Im «Dramatischen Kurs» spricht Rudolf Steiner sehr ausführlich und detailliert über die äußere Einteilung. Das entsprechende Kapitel ist überschrieben «Die Lautgestaltung als Offenbarung der menschlichen Gestalt»: «Die Laute m, b, p, sind reine Offenbarungen der menschlichen Lippengestaltung; beide Lippen sind beteiligt. Sprechen wir etwas anderes mit den Lippen, so wirken wir nicht nur gegen die Sprachgestaltung, sondern auch ungünstig zurück auf den menschlichen Organismus. Sprechen wir diese Laute nicht immer mit der vollständigen instinktiven Bewußtheit, daß die Lippen die eigentlichen Akteure sind, wirken wir wiederum schädlich auf die Sprachgestaltung und auch auf den menschlichen Organismus.»(3)

Also, wenn man diese reinen Lippenlaute, m, b, p, nicht mit beiden Lippen spricht, nicht mit der «vollständigen instinktiven Bewußtheit», wirkt man ungünstig und schädlich auf den eigenen, menschlichen Organismus. Ich glaube, erst wenn man immer wieder Kinder beobachtet, die dies wirklich nicht tun, kann man sich dessen voll bewußt werden, worauf Rudolf Steiner da hinweist. Wenn man Kinder um sich hat, die bei jedem m, b, p kräftig mit den Oberzähnen auf die Unterlippe treffen, oft sogar darauf beißen, oder andere, die den Unterkiefer herunterhängen lassen, die Ober- und Unterlippe kaum zusammenbringen beim Sprechen – was sind das für Kinder?

Stellen wir uns, um es uns ganz deutlich zu vergegenwärtigen, ein spastisch gelähmtes Kind und ein mongoloides Kind vor, dann haben wir von der Gestalt und von der Bewegung her zwei Extreme: Bei dem letzteren ist alles weich und biegsam, beim ersteren ist die Muskulatur verkrampft, hart und steif. Ich habe noch kaum ein spastisch gelähmtes Kind erlebt, ob es gut oder schlecht sprechen konnte, das von sich aus die Laute m, b, p mit beiden Lippen sprach; diese Kinder beißen sich wirklich dabei auf die Unterlippe.

Vom mongoloiden Kind wissen wir, daß es häufig die Zunge zwischen die Lippen vorschiebt. Man könnte nun sagen, es ist ganz natürlich, daß bei einem spastischen Kind sich alles zusammenzieht, also auch die Lippen, und daß beim mongoloiden Kind der schlaffe Zustand vorherrscht. So ist es ja auch, das ist gerade ihr Krankheitsbild. Aber wie und warum schadet man so beim Sprechen dem Gesamtorganismus? Wir können dem näher kommen, wenn wir den weiteren Ausführungen Rudolf Steiners folgen: «In der Unterlippe, in den Muskeln der Unterlippe konzentriert sich in der intensivsten Weise alles dasjenige, was in dem Menschen geheimnisvoll selbst in seinem Karma vorhanden ist. In den Muskeln der Unterlippe wellen und weben und strömen alle diejenigen Kräfte, die durch die menschlichen Glieder gehen, in der mannigfaltigsten Art. So daß der ganze Mensch, mit Ausnahme seiner Kopforganisation, in demjenigen, was die Unterlippe als Akteur tut, zum Ausdruck kommt.... Während die Unterlippe in ganz entschiedenem Sinne ein voller Ausdruck ist für den Menschen als Gliedmaßenmenschen, ist die Oberlippe in ihrer Bewegung nur aufzufassen als ein Mittel zum Ausdruck desjenigen im Menschen, was eben in dem m, b, p liegt.»(3)

Bei den Lauten f, v, w dagegen haben wir die obere Zahnreihe leicht auf der Unterlippe aufliegen; das ist etwas anderes, denn da soll in «richtiger Weise» zusammenwirken die Unterlippe mit der oberen Zahnreihe: «In der oberen Zahnreihe konzentriert sich in Verfestigung dasjenige, was in der Menschheit nach Verfestigung strebt, was der Mensch aufnehmen will als die in ihm zur Ruhe gekommene Summe von Weltengeheimnissen. Und dasjenige, was in der Summe von Weltengeheimnissen vom Menschen aufgenommen worden ist und zum Ausdrucke kommen will, preßt sich aus aus dem Zusammenwirken von Unterlippe und Oberzähnen, wenn wir in der richtigen Weise zusammenwirken lassen die Unterlippe mit der oberen Zahnreihe im f, v, w.»(3)

Wir haben hier ein Zusammenspiel der oberen Zahnreihe, der «zur Ruhe gekommenen Summe von Weltengeheimnissen» mit der Unterlippe, mit «denjenigen Kräften, die durch die menschlichen Glieder gehen». Es spielt sich da zwischen Unterlippe und der oberen Zahnreihe dasjenige ab, «was der Mensch durch die Welt geworden ist.» So sagt der Volksmund, der Sprachgenius, nicht ohne Grund, jemand kann, beherrscht etwas aus dem «ff»! «Das f ist ein volles Agieren (der Unterlippe) gegen die obere Zahnreihe hin», was ja bei den Lippenlauten nicht der Fall ist. Treffen da die Oberzähne auf die Unterlippe, dann agiert in falscher Weise die obere Zahnreihe gegen die Unterlippe hin, und wir sehen die Verhärtung, Verfestigung, Verkrampfung deutlich im Organismus vor uns.

Verfolgen wir die «Lautgestaltung als Offenbarung der menschlichen Gestalt» weiter, um das Bild zu vervollständigen und noch von einer anderen Seite her die Lippenlaute und das bisher Ausgeführte zu verstehen. Die Zähne, die beiden Zahnreihen, sind wie eine Grenze. Die obere und untere Zahnreihe sollen beim Sprechen von s, c, z richtig zusammenwirken, dann «. . . . haben wir untere und obere Organisation des Menschen, Kopf- und Gliedmaßenorganisation im Gleichgewicht». Und wenn bei den Lauten l, n, d, t die Zunge hinter den Oberzähnen wirkt, haben wir «. . . . jene Offenbarung, die durch Zunge und die obere Zahnreihe entsteht. Während dasjenige, was der Mensch durch die Welt geworden ist, zwischen Unterlippe und der oberen Zahnreihe sich abspielt, spielt sich dasjenige, was der Mensch ist dadurch, daß er eine Seele hat, zwischen seiner Seele und seinem Kopfe ab, zwischen der Zunge und den Oberzähnen.»(3)

In dem Kursus über künstlerische Sprachgestaltung aus dem Jahre 1922 (2) haben wir den weiteren deutlichen Hinweis, daß beim «dramatischen Stil», den wir an diesen Zungen-Zahnlauten erüben, der «Astralleib in Aktion tritt». Es ist nicht nur eine übliche Redensart, daß man manchmal «die Zähne zusammenbeißen» muß, wir tun es auch wirklich, wenn wir Schmerzen zu ertragen haben, wenn wir uns «zusammennehmen». Dann zieht sich auch wirklich alles in uns zusammen. So können wir deutlich die seelisch-astralische Verbindung zu dieser Mundpartie feststellen.

Zeigt uns nicht der Spastiker somit beim Sprechen wirklich ganz deutlich sein Krankheitsbild? Ständig beißt er sich auf die Unterlippe, die ein «voller Ausdruck für den menschlichen Gliedmaßenmenschen ist» und schadet dabei wirklich seinem ganzen Organismus. Es sind aber nicht nur Spastiker, welche das beim Sprechen tun, doch ist es bei ihnen so ganz offensichtlich. Man sollte da sehr darauf achten und keine Mühe scheuen – es lohnt sich! Die wohltuende Wirkung, die Rückwirkung auf den Organismus, dem dann eben nicht geschadet wird, ist groß. Ich kann aus Erfahrung sagen, daß es gar nicht so schwierig ist, einen Spastiker dazu zu bringen, diese Laute mit beiden Lippen zu sprechen. Bereits nach kurzer Zeit intensiven Übens lassen Spannungen und Verkrampfungen nach. Allerdings muß dem Kind erst «bewußt» gemacht werden, daß und wie die beiden Lippen zusammentreffen – und das am besten durch den M-Laut. Von einem etwa 14jährigen, recht gut sprechenden und schon über längere Zeit erfolgreich behandelten Mädchen wurde berichtet: «Wir haben alles versucht, sie bringt die Lippen einfach nicht aufeinander.» Sie hatte die Angewohnheit, die Oberlippe sehr hoch und die Unterlippe nach innen zu ziehen, so daß man beim Sprechen fast nur die Oberzähne sah. Mit dem M-Laut erreichte sie bereits bei den ersten Versuchen, die ich mit ihr deshalb machte, sehr rasch eine deutliche Besserung. Sämtliche Kinder machen diese Sprech-Übungen sehr gern und bemühen sich dabei intensiv. Bis es allerdings zu einem «instinktiven Bewußtsein» beim Sprechen kommt, dauert es lange und bedarf ständiger Übung und häufigen Erinnerns im Alltag. Hat man ein relativ gut sprechendes Kind, dann sollte man nach einiger Zeit von dem Üben der reinen Lippenlaute zu den Übungen mit pf übergehen und zu solchen wie «schmatzende Schmachter». Eine Sprachgestaltungsschülerin, die selbst schon logopädische und therapeutische Erfahrungen hatte und so auch äußerlich angewandte Hilfen kannte, empfand bei Pf-Übungen: «Das massiert ja die Muskeln von innen!» Bei Spastikern hat man natürlich auch stets auf die Atmung, ganz besonders die Ausatmung zu achten. Sie verkrampfen sich gerade am meisten durch Anhalten des Atems in der Phase der Einatmung; man kann daher nicht immer gleich mit den Lippenlauten beginnen. Das muß man individuell abspüren.

Bringt man dagegen ein Kind, bei dem weder Lippen noch Zähne aufeinandertreffen, dazu, beide Lippen zu schließen, dann wirkt man ebenfalls günstig und raffend auf den Gesamtorganismus. Doch ist es da meistens mit den Lippenlauten allein nicht getan; es werden vorwiegend die Gaumenlaute und auch Zungenlaute mithelfen müssen. Wir werden noch einmal darauf zurückkommen. In dem erwähnten Kursus über künstlerische Sprachgestaltung (2) spricht Rudolf Steiner von den Lippenlauten in Verbindung mit dem lyrischen Sprachstil: «Wo unser Ich engagiert ist, wo wir am meisten an die Oberfläche unseres Organismus gehen, haben wir es mit dem lyrischen Stil zu tun. Da muß man *Lippenlaute* einüben; da vibriert unser Ich, unser an die Außenwelt sich hingebendes Ich.» Ich habe autistische Kinder erlebt und beobachtet, die beim Essen und Trinken weder Gabel noch Löffel, weder Tasse noch Glas mit den Lippen berührten! Im Hinblick auf das Karma im Menschen, welches in der Muskulatur der Unterlippe sich konzentriert, und auf das «Vibrieren des Ich» bei den Lippenlauten, erscheint mir das sehr bemerkenswert.

Bevor wir auf die Zahn- und Zungenlaute weiter eingehen, soll noch das «R» in seiner Besonderheit erwähnt werden: «Mit Ausnahme des Zahnkonsonantengebietes haben Sie überall r. . . . . . aus dem Grunde, weil es drei r gibt: ein Lippen-r, ein Zungen-r, ein Gaumen-r.»(2) Das r ist ja auch der

Laut, der am stärksten im Luftelemente lebt, durch den wir beim Sprechen die Luft richtig zum Erzittern bringen. Um R-Sprechfehler anzugehen, ist es immer gut, wenn man einen bestimmten Konsonanten der Lippen-, Zungen- oder Gaumen-Region zu Hilfe nimmt: das b, d, t und das g. Kann ein Kind das r überhaupt nicht sprechen, was man häufig antrifft, dann kann man recht gut und erfolgreich über das reine Lippen-brrrrrr und nachfolgende Worte wie: Brei, braun, Brot u. ä. zum Zungen-r kommen. Bei den Gaumenlauten ist im Dramatischen Kurs für das r der Hinweis «mit Zuckerwasser gurgeln» gegeben: «Nun, r bedarf sogar einer äußerlichen physischen Hilfe; r ist gut vorzubereiten, bevor man es bloß physisch auf den Weg bringt, wenn man den Menschen mit Zuckerwasser gurgeln läßt. . . . . . Aber Sie müssen wirklich gurgeln mit Zuckerwasser. Es ist besonders bei Kindern gut, wenn man sie dazu anleiten will, das r zur Sprache zu bringen.» (3)

Die Sprechfehler bei s, z und sch sind zweifach und gegensätzlich: Entweder ist die Zunge zu weit vorne, zwischen den Zähnen, dann entsteht das «Lispeln» (interdentaler Sigmatismus), oder die Zunge quetscht sich hinter den Zähnen breit und die Atemluft zischt seitlich heraus (Sigmatismus lateralis). Bei beiden Arten von Sprachfehlern ist häufig nicht nur das s und sch betroffen. Beim Lispeln ist meistens auch bei l, n, d die Zunge zwischen und vor den Zähnen, nur hört man das beim Sprechen kaum. Dagegen sind die gequetschten lateralen Zungen- und Gaumenlaute sehr auffallend. Daß jedoch die «obere und untere Organisation» nicht recht im Gleichgewicht ist, kann man jedesmal feststellen. Das kann organisch oder psychisch zum Ausdruck kommen. Es ist bei der lateralen Aussprache unschwer nachzufühlen, daß die Atem- und Brustorganisation sich verfestigen muß, da ja beim Sprechen nicht richtig ausgeatmet werden kann. Dadurch wird die Einatmung zu kurz und kann nicht tief genug die unteren Organe ergreifen, so daß im Unterleib und seinen Organen Stauungen entstehen können. Auch möchte man sagen, es ist mehr die Tendenz zum «Kopfmenschen» vorhanden.

Beim Lispeln, wenn die Zunge zu weit nach vorne kommt, also jene Zahn-Grenze durchbricht, da «fließt» meist alles ein bißchen aus – organisch sowie seelisch; die Sympathie-Kräfte überwiegen. Viele Bettnässer lispeln auch. «. . . . wenn die Zunge die Zahnreihen überschreitet, so ist es so, als ob die Seele ohne Körper sich unmittelbar der Natur anvertrauen wollte. Daher muß man Lispler dadurch kurieren, daß man sie daran gewöhnt, in möglichst früher Jugend *n l d* so aussprechen zu lassen, nnn, lll, ddd, daß sie die

Zunge bewußt andrücken an die obere Zahnreihe.»(3) Nach meiner Erfahrung ist es auch sehr günstig, noch ttt hinzuzufügen. Zusätzlich brauchen diese Kinder, da sie – wie gesagt – häufig Bettnässer sind, auch deswegen schon heileurythmisch das umhüllende und begrenzende B; dazu alles, was «hinten rafft», z. B. Vokale und Stabübungen im Rücken.

Bei dem lateralen Sigmatismus sind allgemeine heileurythmische Atem- und Lockerungsübungen gut. Sprachlich ist, ähnlich wie bei Lisplern, nicht direkt das s und sch anzugehen, was sowieso sehr schwierig ist. Dagegen ist es gut, über T-Worte anzufangen. Dann muß ja vor allem die Luft nach vorn zur Ausatmung gebracht werden, was gut über das hu, huhu zum pf – Pfiff gelingt. Und über U-H-U ist es dann auch möglich, zum schwierigen «Schuh» zu kommen. Beim «sch» kann man deutlich erleben, daß man wirklich «schieben» muß, mit dem Atem und mit den Armen. Wie oft habe ich mich schon als Hexe in den Ofen schieben lassen! Beim S-Sprechen gelingt es den Lisplern zuerst am besten mit: sie, Sissi, und dann: sah, See. Das ist verständlich, weil das «Nadelöhr» des i sehr nahe an den Zähnen liegt und mit a, e hinter den Zähnen. Anders liegt es natürlich beim lateralen s. Da ist der Weg günstig über «ist» zu «so, su». Manchmal ist auch das z – zu für den Anfang leichter zu sprechen als das s.

Nun komme ich noch einmal auf den erwähnten Peter zurück. Erinnern wir uns, daß er «Mama, Papa, bobo» sagen konnte, also reine Lippenlaute. Auch erwähnte ich, daß sein Rücken schwach war. So konnte er sich nicht vom Liegen ohne Hilfe der Hände aufsetzen, was mit gestreckten Beinen (heileurythmische U-Geste) möglich sein sollte; und «Gigampfen», wie der Schweizer sagt, konnte er natürlich auch nicht. Da rollt man mit hochgezogenen Knien auf dem Rücken, was gut mit dem R zu verbinden ist. Peter übte dies mit Begeisterung und großer Mühe. Das erste Wort, das er mir nach einiger Zeit nachsprach, war: «Ja». Mich störte nämlich, daß er dafür immer «hm» brummte. «Das heißt nicht ‹hm›, das heißt ‹ja›! Sag' ‹ja›!» – und er sagte es, ganz klar und deutlich! Als er wiederkam, stellte er sich vor mich hin und sagte zur Begrüßung «ja»! Nun glaubte ich, daß er auch «da» sagen könne! Das gelang aber nicht, so sehr er sich darum bemühte. Dadurch entdeckte ich erst, daß bei ihm jene erwähnte Zungen-Zahnregion völlig brach lag. Er hatte kaum ein Gefühl dafür, wo seine Zähne und wo die Zunge waren.

Als er wieder einmal so vor mir auf dem Rücken lag und mit großer Anstrengung die geschilderte Schaukelbewegung versuchte, da wurde mir ganz plötzlich klar, ich möchte fast sagen, anschaubar: Diese Bewegung braucht er für die Entwicklung der Laute d und t. Eine entsprechende Anstrengung ist auch beim Sprechen notwendig. Dem bin ich dann an mir selbst nachgegangen, versuchte zu fühlen, zu spüren, was beim T-Sprechen geschieht. Ich kam genau in die Gegend des Kreuzbeines. Kurz darauf fand ich völlig unerwartet die Bestätigung. Rudolf Steiner erwähnt nämlich einmal ganz klar den Zusammenhang zwischen den mit der Zunge gesprochenen Lauten und der Rückengegend. Das wird sogleich am Beginn des folgenden Abschnittes, in dem wir uns den Gaumenlauten zuwenden, deutlich werden.

IV

In dem nun angeführten Zitat weist Rudolf Steiner unter wiederum anderen Gesichtspunkten auf den Zusammenhang der Laute mit der menschlichen Gestalt hin. «Es ist ja durchaus so, daß der gesamte Umfang des Lautsystems . . . . darstellt alles dasjenige, was, von den Sprachorganen ausgehend, mit der gesamten menschlichen Organisation zusammenhängt. . . . . . Wenn wir diese Lautentstehung, (gemeint sind die Gaumenlaute g k r j qu, Verf.) alles dasjenige, was vorgeht, indem solch ein Laut gebildet wird, ins Auge fassen und einen Sinn dafür haben, nun durch den ganzen Menschen hindurch das zu verfolgen, so kommen wir bei den eigentlichen Gaumenlauten, namentlich auch bei den Kehllauten, aber in der Hauptsache bei den Gaumenlauten dazu, dem Gang eines Menschen anzusehen, ob er in den Gaumenlauten Festigkeit oder Lässigkeit hat, ob die Persönlichkeit ganz in die Gaumenlaute hineingeht oder nicht. So daß man sagen kann: Was durch den Gaumen gesprochen wird, geht durch den ganzen Menschen bis in Ferse und Zehe, hängt also mit der ganzen menschlichen Organisation zusammen. Was mit der Zunge gesprochen wird, hängt vorzugsweise mit all dem zusammen, was diejenige Partie des Menschen umfassen würde, die der Kopf ist bis zu der Oberlippe, – nicht die Unterlippe mit, – bis zu der Oberlippe und von da, mehr nach rückwärts gehend zum Rückgrat, die Rückengegend umfassen würde: – diesen Abschnitt des Menschen. Was mit Lippe und Zähnen gesprochen wird, hat mehr mit Brust und überhaupt vorderen Partien des Menschen zu tun. Sodaß eigentlich der ganze Mensch in der Sprache drinnenliegt. Man kann ganz gut die Sprache die Schöpferin der menschlichen Gestalt nennen nach diesen drei Richtungen hin.»(3)

Also, «was mit dem Gaumen gesprochen wird, geht bis in Ferse und Zehe». Es wird deutlich, daß wir Kinder, die kein G und K sprechen können, vor allem in die Füße, in die Fersen bringen müssen. Darüber haben wir auch noch weitere Hinweise in dem Sprachkurs des Jahres 1923: «Wenn Sie ausdrücken wollen, daß Wille in der Sache liegt, nehmen Sie Gaumenlaute; besondere Betonung darauf, dann bekommt man den Charakter der Willensoffenbarung: ‹Ganz kurze krumme Christbäume kann man kaufen›. Wollen Sie aber das Gefühl statt des draufgängerischen Willens zum Ausdruck bringen, so nehmen Sie Lippenlaute. Sie empfinden das Gefühl wie auf den Lippen fließend: ‹Welche Bürde lebt im prüfenden Leben.› Jetzt sind Sie veranlaßt, bei der ersten Übung, die eine Gaumenlautübung ist, in den Fersen zu fühlen; das Gehen hilft, die Gaumenlaute hervorzubringen. Was auf den Lippen lebt, lebt in den Händen, was im Gaumen ansetzt, in den Füßen.»(2)

Über diesen Zusammenhang der Gaumenlaute mit den Fersen berichtet auch M. Kirchner-Bockholt in «Grundelemente der Heileurythmie»(4): Ein Mädchen, welches schon gut alleine laufen und alle Laute sprechen konnte, erlitt eine Verletzung beider Fersen, es konnte nur mehr auf den Zehen gehen. Nach einiger Zeit verlor es die Fähigkeit, Gaumenlaute zu sprechen.

Die K-Übung «Komm kurzer kräftiger Kerl» ist gegeben zur «Gliederung des Sprechens»(2), also, damit wir die Interpunktion auch ins Sprechen bringen und nicht der Zuhörer selbst die Kommas, Gedankenstriche usw. setzen muß. «Wenn daher ein Kind vorzugsweise stramm ist im regelmäßigen Gehen, wenn es nicht schlampig wird im regelmäßigen Gehen, sondern stramm sich hineinzulegen vermag ins regelmäßige Gehen, so haben Sie darin eine körperliche Unterlage, die ja natürlich, wie wir später sehen werden, schon aus dem Geiste herauskommt, aber als körperliche Unterlage in Erscheinung tritt: die Unterlage für ein richtiges Abteilen auch im Sprechen. So daß das Kind mit der Bewegung der Beine lernt, richtige Sätze zu bilden. Sie werden sehen: wenn ein Kind schlampig geht, so führt es auch nicht richtige Intervalle zwischen Satz und Satz herbei, sondern alles verschwimmt in den Sätzen. Und wenn ein Kind nicht ordentlich lernt, harmonische Bewegungen mit den Armen zu machen, dann ist seine Sprache krächzend und nicht wohllautend. Ebenso wenn Sie ein Kind gar nicht dazu bringen, das Leben zu fühlen in seinen Fingern, dann wird es keinen Sinn bekommen für die Modulation der Sprache.»(5)

Bei Kindern mit hängendem Unterkiefer und schlaffer Unterlippe ist auch der Gang fast immer «schlampig»; die Gaumenlaute fehlen häufig oder werden schlecht und kraftlos gebildet. Eigentlich «verschwimmt» alles beim Sprechen. Wir können hier die Unterlippe wieder als «vollen Ausdruck für den Gliedmaßenmenschen» sehen.

Sprachlich ist es bei fehlendem g und k vorteilhaft über das h anzusetzen, das diese Kinder oft auch nicht sprechen, obwohl sie es vielleicht könnten. Bei der Übung «Halt, hebe hurtig hohe Humpen!», bemerkte Rudolf Steiner(2), daß bei den meisten Menschen die Stimme zu nah an den Lippen liegt. Dann muß man das Wort nach rückwärts schicken.

Nun werden wir noch aufmerksam gemacht, daß diese Gaumenlaute, vom Sprachlichen her, das Stottern «auf dem Gewissen haben»: «Dieses g k r, das an der Zungenwurzel gehalten werden muß, das man sich bemühen muß, mit Bewußtheit an der Zungenwurzel zu sprechen, dieses g k r ist dasjenige, was, aus der Sprache heraus, das Stottern eigentlich auf dem Gewissen hat. Denn eigentlich liegt dem Stottern das zugrunde, daß nicht in der ordentlichen Weise instinktiv der Mensch fühlt, wie er g k sagen soll . . . . . denn die Zungenwurzel ist dasjenige, was schlecht reagiert, wenn man schlecht atmet. Und daher werden g k und r, – das r ein wenig noch durch Zuckerwasser versüßt – die Lehrmeister sein.»(3) Bei einem stotternden Kind der 3. Klasse ist angegeben, daß es – dabei gehend – Übungssätze mit k und p sprechen sollte.(2)

Also g k r, weil die Zungenwurzel schlecht reagiert, wenn man schlecht atmet! Und das ist ja das Problem. Mir kommt Stottern immer wie ein Sprach-Asthma vor. « . . . . notwendig ist im Üben, daß man tatsächlich nicht hinein atmet, während im Sprechen noch nicht alle Atemluft verbraucht ist. Und das ist die Ursache des Stotterns. Der Stotterer hat eigentlich in sich eine organisch gewordene Angst, die ihn immer nach Luft schnappen läßt.»(3) Diese «organisch gewordene Angst» kann man wirklich erleben; sie ist meistens auf einen Schock, einen Schreck, den das Kind erlebte – oft in früher Kindheit –, zurückzuführen; das zeigte sich mir bisher besonders bei solchen Kindern und Jugendlichen. Sie alle wirken nicht nur physisch, sondern auch psychisch etwas steif und hölzern. Eine seelische Hemmung läßt sie im inneren Vorwärtsschreiten oft zögern. Wie wenn der Mut für den Sprung von «k zum p» fehlen würde.

Alles Rhythmische, Lockernde und auf den Atem Wirkende ist hier eurythmisch und sprachtherapeutisch anzuwenden. Natürlich auch der Hexameter mit seiner harmonisierenden Wirkung auf Atem- und Blutrhythmus. Aber auch Alliterationen sind nach einiger Zeit sehr hilfreich. Die hierfür von Rudolf Steiner besonders gegebenen Sprachübungen finden wir, wie auch die anderen Übungen, in «Methodik und Wesen der Sprachgestaltung» veröffentlicht.

V

Mit den Gaumenlauten sollen wir uns auch den epischen Sprachstil erarbeiten, so wie mit den Lippenlauten den lyrischen und mit den Zungenlauten den dramatischen Stil. Da es sehr aufschlußreich ist, was Rudolf Steiner in diesem Zusammenhang sagt, soll dies in seinem vollen Wortlaut hier wiedergegeben werden: «Heute will ich Ihnen die Übungen zur Ausgestaltung des Sprachwesens von einer andern Seite schildern. Wir müssen uns klar darüber sein, daß der Sprachorganismus in gewissem Sinne der ganze Mensch ist. Im Kehlkopf und in den benachbarten Organen spielt sich zwar die Sprache zunächst ab als meine Tätigkeit. Aber es ist doch der ganze Mensch an der Sprache beteiligt. Insbesondere kann das klarwerden, wenn man die Sprache als Grundlage der künstlerischen poetischen Ausgestaltung des von der menschlichen Seele Erlebten nimmt. Es kann der Mensch, indem er spricht, vorzugsweise betätigen die dumpfen Regungen des Lebens, die sonst gar nicht zum Bewußtsein kommen. Es kann dies so herausgeholt werden aus dem Bewußtsein wie die Tatsache, daß man wächst: Es ist eine Tätigkeit im Kinde, daß es größer wird, es geht etwas vor. Wenn das Kind sprechen lernt, ist es nur ein Übertragen dessen, was das Kind in den anderen Organen gemacht hat, auf die Sprachorgane. Wenn die Poesie in Urzeiten ergriffen wird, ist das, was darin an poetischer Gestaltungskraft lebt, nicht viel anders als eine Betätigung der vom Körper frei gewordenen Wachstumskräfte. Und so muß man empfinden die epische Darstellung. Sie verläuft so, daß der Mensch die am meisten unbewußten Kräfte entfesselt. Der Mensch ist episch künstlerisch, so wie er wächst. Innerhalb des epischen Sprachstromes sind wir namentlich tätig in den Lauten, die vorzugsweise durch den Gaumen gebildet werden. Daher können wir, wenn wir Gaumenlaute üben, den epischen Stil uns aneignen. Und wir können ohne mystisches Verzücktsein, wenn wir episch stilhaft an den Gaumenlauten üben, gewahren, daß wir mit unserem Ätherleib arbeiten. Also: Gaumenlaute üben, das heißt seinen Ätherleib anstrengen. Ich sage dieses, damit Sie ein Gefühl haben, daß Sie nicht theoretisieren müssen, sondern den Körper trainieren.»(2)

Auch die sogenannten Kugelworte und Kugelsätze (Otto, tot, Anna, Tat, Ehe, Elle, Esse, Renner, Retter) sind zum Erüben des epischen Sprachstiles gegeben: «Wenn Sie sich gewöhnen wollen, den epischen Stil nach und nach ganz in Ihre Gewalt zu bekommen, können Sie bei den einzelnen Worten es üben, die innere Plastik haben. . . . . Worte, die, wenn Sie sie aussprechen mit dem ganzen Sprechapparat, eine gewisse Fähigkeit der Plastik haben, weil sie sich nach rückwärts ebenso aussprechen lassen. Man muß sich erst zum Bewußtsein bringen, daß es so ist, aber die Sprachorgane fühlen es, daß die Worte so sich plastisch gestalten. Solche Kreisworte – Kugeln sind es – sind gut zu sprechen.» (2) Nun enthalten diese angegebenen Kugelworte aber gar keine Gaumenlaute! Um diesem «Rätsel» etwas näherzukommen, frug ich mich, was denn eigentlich das Wesentliche beim Epos, bei der epischen Dichtung ist. Eine erzählende Dichtung ist es – und sprachgestalterisch soll man den Inhalt «verdaut» haben, bevor man ihn wiedergibt. Also, eine Erzählung, etwas aus der Vergangenheit. «Es war einmal . . .» Wenn ich etwas erzählen will, ob es gestern oder vor Jahren war, muß ich durch das Gedächtnis die Erinnerung daran wachrufen können. Bildlich gesprochen muß ich zu dem zurückgehen, was gewesen ist. In alten Zeiten, als das vorstellende Gedankenleben sich entwickeln sollte, tat man es ja wirklich: man setzte den «Gedenkstein», und wenn man sich an ein bestimmtes Ereignis erinnern wollte, dann ging man zu dieser Stätte zurück. Die Kugelworte und Kugelsätze tun das beim Sprechen durch die Laute auch. Wenn ich mich er-innere, hole ich aus dem Inneren das Gewesene hervor, um es wieder neu erstehen zu lassen, es neu zu bilden und zur Vorstellung werden zu lassen.

Immer, wenn ein Kind sprechen lernt, ob zur regelrechten Zeit oder verspätet, sind die ersten Begriffsbildungen an die Gegenwart des betreffenden Gegenstandes durch längere Zeit hindurch gebunden. Erst später fangen sie an, sich vom Gegenstand zu lösen, bleiben aber noch an das gehörte Wort gebunden; die Erinnerung an das Wort kommt, wenn ein anderer es ausspricht. Beim Erlernen einer Fremdsprache kann man das sehr gut an sich selber beobachten. Ich erinnere mich an einen siebenjährigen Buben, der sehr schlecht und wenig sprach; viele Laute verdrehte er und andere konnte er gar nicht aussprechen. So war die «Nase» für ihn durch Jahre hindurch die «Made». Als er «s» sprechen lernte und dann auch Nase nachsprechen konnte, dauerte es noch ziemlich lange, bis er von sich aus zur Nase auch «Nase» sagte! Er wußte genau, daß es nicht mehr «Made» heißt und wenn ich frug: wo ist die Nase? so wußte er es natürlich ganz genau; deutete ich aber auf meine Nase und frug ihn: wie heißt das – so wurde er ganz zappelig und sagte: «Ich weiß schon . . .» aber er konnte es nicht sagen. Und mit vielen anderen Wörtern war es genauso. Wir müssen also beim Sprechenlernen nachahmen und Gedächtnis entwickeln, d. h. uns an die Worte, die Begriffe und das Geschehene erinnern können. So geht es auch hier darum, den Ätherleib, den «Bildekräfteleib», der ja der Träger des Gedächtnisses ist, beweglich zu machen, um die Vorstellungen immer wieder aufs neue bilden zu können.

Eine heileurythmische Übung, um die Nachahmungsfähigkeit anzuregen, ist von Rudolf Steiner mit A-E-I-I-E-A gegeben – also auch ein «Kugelwort» im übertragenen Sinne. Ebenso beim eurythmischen T-I-A-O-A-I-T, welches bei «verstrubeltem Denken» gut ist.

Von Robert, einem im Heilpädagogischen Kurs (6) geschilderten Jungen, wird dort berichtet, daß er mit 2 Jahren Stehen lernte und bis zum 4. Jahr nur einzelne Worte lallte. Dann wurden mit ihm Sprechübungen vor- und rückwärts gemacht. «Ich will jetzt nur sagen, daß diese Sprechübungen schon mit vier Jahren mit ihm begonnen wurden, und daß Sie wissen müssen, daß immer dann, wenn man Sprechübungen macht, so daß man sie nach vorn und rückwärts macht, man damit regulierend auf den Zusammenhang von Ätherleib und Astralleib wirkt. Dasjenige, was damals gemacht worden ist, zielte auf ein harmonisches Zusammenwirken des Astralleibes und Ätherleibes ab.» Und in anderen Zusammenhängen sagt Rudolf Steiner: «Das Gedächtnis stärken durch Rückwärts-vorstellen lassen: ‹Der Vater liest in dem Buch – Buch dem in liest Vater der›. Auch umgekehrte Zahlen: 3426-6243, die Härteskala hin und zurück. Sprechübungen auch rückwärts machen.»(2)

Durch den Zusammenhang von Ätherleib und Astralleib haben wir im Leben das Bewußtsein und dadurch erst die Möglichkeit der Wahrnehmung. Doch die Wahrnehmung vergeht mit der Abwendung vom Wahrgenommenen; um die Vergangenheit ins Licht der Gegenwart zu holen, das Heute an das Gestern anknüpfen zu können, dazu ist die Ich-Kraft, die Ich-Tätigkeit notwendig. In dem Wort «er-innern» liegt es schon. Die Vorsilbe «er» können wir als mit der Qualität des «ich» verbunden erleben. Dann heißt das: mit dem Ich gehen wir ins Innere, mit der Ich-Kraft haben wir die Möglichkeit dazu. «Nun tritt die Erinnerung in verschiedenen Stufen auf», führt Rudolf Steiner in seiner «*Geheimwissenschaft*» aus. «Schon das ist die einfachste Form der Erinnerung, wenn der Mensch einen Gegenstand wahrnimmt und er dann nach dem Abwenden von dem Gegenstand die Vorstellung von ihm wieder erwecken kann. Diese Vorstellung hat der Mensch sich gebildet, während er den Gegenstand wahrgenommen hat. Es hat sich da ein Vorgang abgespielt zwischen seinem astralischen Leibe und seinem Ich. Der Astralleib hat den äußeren Eindruck von dem Gegenstande bewußt gemacht. Doch würde das Wissen von dem Gegenstande nur so lange dauern, als dieser gegenwärtig ist, wenn das Ich nicht das Wissen in sich aufnehmen und zu seinem Besitztum machen würde.»(7)

Bei der «Ich-Linie» in der Eurythmie haben wir das Vor- und Zurückgehen (ähnlich wie bei den Kugelworten); die aktive Linie der eurythmisch-apollinischen Formen ist nicht das Gehen nach vorne, wie doch im irdischen Leben, sondern die Gerade nach rückwärts. Es gelten da andere Gesetze als im Physischen, nämlich die des Ätherischen, da in der Eurythmie «der Ätherleib unmittelbar in der physischen Welt auf dem physischen Plan wirkt, sonst wirkt er hinter dem physischen Plan». (8)

Man begegnet immer wieder Kindern, Jugendlichen und auch Erwachsenen, die an sich relativ gut sprechen, wenn auch meistens etwas stockend und kurzatmig – sie können aber einen Satz mit fünf oder gar mehr Worten nicht nachsprechen. Sie fallen einem meist in den Satz und sprechen das letzte Wort mit – aber den Anfang, manchmal schon bei einer Folge von drei Worten, wissen sie nicht mehr. Sie können nicht ausreichend zuhören (wahrnehmen) und sich dann natürlich auch nicht mehr er-innern. Solche Schüler haben es in der Schule besonders schwer beim Aufsatz-schreiben. Auch das Problem der Legasthenie gehört hier mit herein.

In solchen Fällen helfen die Sprach-Übungen mit Kugelworten und Kugelsätzen. Ebenso Gedichte und Sprüche, in denen sich die letzten Worte der Zeile in den ersten der nächsten Zeile wiederholen, wie z. B. in Chr. Morgensterns «Klein Irmchen»:

«Spann dein kleines Schirmchen auf, denn es möchte regnen drauf,
denn es möchte regnen drauf, halt nur fest den Schirmchenknauf,
halt nur fest den Schirmchenknauf, und dann lauf und dann lauf.» usw.

Immer wieder greife ich auch gern und mit Erfolg zum volkstümlichen «Lied vom Jockel» zurück, wo sich die Zeilen vielfach wiederholen und bei der letzten Strophe alles rückwärts abläuft. Durch diese Übungen der Kugelsätze und Kugelworte, des Vor- und Rückwärtssprechens von Sätzen und Sprüchen, der rhythmischen Wiederholungen bei den erwähnten Gedichten bewirkt man ein Lebendig- und Regsamwerden des Ätherleibes und damit eine Stärkung des Gedächtnisses.

Diese Beweglichkeit und Regsamkeit des Ätherleibes ist nötig, um Eindrücke und Wahrnehmungen richtig aufnehmen zu können, ohne daß sie zu starren Bildern gefrieren, von denen die Kinder oft nicht mehr loskommen, wie verfolgt davon sind. Hier können Kugelworte und Vorwärts- und Rückwärtssprechen von kleinen Sätzen helfend und «regulierend» auf den Zusammenhang von Ätherleib und Astralleib wirken.

Der Weg des heranwachsenden Kindes führt über das Aufrichten, Stehen und Gehen zum Sprechen und von da zum eigenen Denken. Es ist der Inkarnationsprozeß, der viele Geheimnisse der Menschwerdung in sich birgt. Die «Sprache» hilft dem Kinde bei diesem Prozeß.

Für das «Sprechen» haben wir in den Sprachübungen ganz allgemein wesentliche Hinweise und große Hilfen, ob dies nun Artikulations-, Geläufigkeits- und Atemübungen sind, oder solche zur Deutlichkeit, Flüssigkeit, Geschlossenheit und Gliederung des Sprechens. Wir haben sie vorzüglich auch für uns selbst, um mehr und mehr das Wesen der Laute, das Wesenhafte in der Sprache ergreifen zu lernen, und um dann damit auch therapeutisch arbeiten zu können. Außerdem gilt sogar noch im Alter, daß wir über das Sprechen zum Denken gelangen! «Wer sich nicht, innerlich hörend, mit der Sprache beschäftigt, dem kommen nicht Bilder, dem kommen nicht Gedanken, der bleibt ungelenk im Denken.» (2) Wenn man lernt, die Sprache und das Sprechen mit der ganzen menschlichen Gestalt und der menschlichen Wesenheit in Verbindung zu sehen, dann werden die diesbezüglichen prägnanten Hinweise aus dem Heilpädagogischen Kurs auch von dieser Seite her sehr verständlich. Sie sollen deshalb am Schluß dieser Darstellung stehen:

«Bei dem sich entwickelnden Kinde muß man vor allen Dingen darauf hinschauen – gerade bei abnormen Kindern –, daß sie rein sprechen, deutlich sprechen. Man muß nichts hingehen lassen, was irgendwie eine Verschlampung im Sprechen ist. Das kann man bei allen abnormen Kindern als Regel betrachten, daß man sehen muß auf ein deutliches, klares, konfiguriertes Sprechen. Das wirkt gut zurück. Aber selbst wenn das Kind noch nicht spricht, so ist es gut – wenn nicht gerade die spezielle Anweisung gegeben werden muß, daß es stille sein muß – wenn gut konfiguriert um das Kind herum gesprochen wird. Man braucht es nicht zu vermeiden, möglichst viel an ein Kind, das man gerade zwischen dem siebenten und dem vierzehnten Jahr zur Erziehung übernommen hat als abnormes Kind, daß man viel gutes Sprachliches, Rezitatorisches an das Kind heranbringt. Immer wieder und wiederum in guter sprachlicher Gliederung an die abnormen Kinder herantreten, diese Notwendigkeit geht aus dem inneren Wesen der Abnormität hervor.» (6)

Literatur

1 R. Steiner, «Anthroposophie, Psychosophie, Pneumatosophie», GA 115.

2 R. Steiner, Marie Steiner-von Sivers, «Methodik und Wesen der Sprachgestaltung»; GA 280.

3 R. Steiner, Marie Steiner-von Sivers, «Sprachgestaltung und Dramatische Kunst»; GA 282.

4 M. Kirchner-Bockholt, «Grundelemente der Heileurythmie», Dornach 1962.

5 R. Steiner, «Die pädagogische Praxis vom Gesichtspunkte geisteswissenschaftlicher Menschenerkenntnis»; GA 306.

6 R. Steiner, «Heilpädagogischer Kursus», GA 317.

7 R. Steiner, «Die Geheimwissenschaft im Umriß»; GA 13.

8 R. Steiner, «Die Entstehung und Entwicklung der Eurythmie»; GA 227a (Konferenzbericht, Eurythmeum Stuttgart, 30. 4. 1924).

Heilende Erziehung aus dem Menschenbild der Anthroposophie

Leben, Lernen und Arbeiten mit Seelenpflege-bedürftigen Kindern und Erwachsenen. Herausgegeben von der Vereinigung der Heil- und Erziehungsinstitute für Seelenpflege-bedürftige Kinder und Sozial-Therapeutische Werkgemeinschaft e. V.: Gestaltung und Bildredaktion: W. Roggenkamp; Textredaktion: B. Fischer.
231 Seiten mit 200 Abbildungen, kartoniert.

«Das Buch erschließt uns neu eine Seite aus der Jahrhundertwirkung Rudolf Steiners, es läßt uns ahnen, wie groß, wie umfassend, wie im tiefsten Sinn heilend für unsere Menschheitsepoche sein Wirken ist. Diese Bilder sind selbst ein Beitrag, das heilende Menschenbild den Gefährdungen dieses Jahrhunderts entgegenzustellen.» *Erziehungskunst*

Heilende Erziehung

Vom Wesen Seelenpflege-bedürftiger Kinder und deren heilpädagogischer Forderung. Mit Beiträgen von René Maikowski, Werner Pache, Julia Bort, Walter Holtzapfel, Franz Löffler, Hermann Kirchner und Edmund Pracht.
3. Auflage der Taschenbuch-Ausgabe, 336 Seiten.

«Worauf es aber bei aller Erziehung und erst recht in der Heilpädagogik ankommt, das ist die Gesinnung des Erziehers. Wie René Maikowski in seinem einleitenden Aufsatz so schön zum Ausdruck bringt, ist es die lebendige, geistverbindende Menschlichkeit, die den vielfältigen Maßnahmen seelischer und körperlicher Pflege erst zur vollen Wirkung verhilft.» *Badisches Tagblatt*

Krankheitsepochen der Kindheit

Von WALTER HOLTZAPFEL. «Menschenkunde und Erziehung», Band 11, 3. erweiterte Auflage, 100 Seiten, kartoniert.

«Der uns bekannte Autor, jahrzehntelang aktiv tätig – heilend, lehrend, vortragend – stellt uns hier wieder ein außerordentlich wissenswertes Erkenntnis- und Erfahrungsmaterial zu wertvoller Anwendung zur Verfügung, dem man zahlreiche Hilfesuchende wünscht. Die erläuternden Skizzen, die seinen Ausführungen beigefügt sind, machen den Inhalt noch eindrucksvoller und jedem verständlich.» *Gesundes Leben*

Der schizophrene Prozeß

Beiträge zu einer erweiterten Pathologie und Therapie. Von RUDOLF TREICHLER. «Menschenwesen und Heilkunst», Band 7.
233 Seiten, Leinen.

«Dr. Treichler weist sich immer wieder als durchaus erfahrener Psychiater aus, der den Stand der zeitgenössischen Schizophreniediskussion genau kennt und sehr wohl weiß, wovon er spricht. Sein Buch wird zu einem Beispiel, das sorgfältige Beachtung durch den wissenschaftstheoretisch Interessierten wohl verdient. Es zeigt, daß und wie jederzeit gewußte Wissenschaft durch außerwissenschaftliche Denkansätze gedeutet, gewertet und dadurch ihres Wesens entkleidet werden kann. Das gilt für alle Wissenschaft aber besonders für ihre unabgeschlossenen Bereiche, in denen die Forschung mehr Fragen als gesicherte Ergebnisse aufweist. Man muß ihm dankbar sein, daß er seine Methodik dieses Umwertens klar darstellt.» *Zentralblatt für die gesamte Neurologie und Psychiatrie*

VERLAG FREIES GEISTESLEBEN

Das Bild des Menschen als Grundlage der Heilkunst

Entwurf einer geisteswissenschaftlich orientierten Medizin

Band I: *Zur Anatomie und Physiologie*
Von FRIEDRICH HUSEMANN. 7. Auflage. 288 Seiten, Leinen

Band II: *Zur Pathologie und Therapie*
Begründet von FRIEDRICH HUSEMANN.
Neu herausgegeben und bearbeitet von OTTO WOLFF.

1. Halbband: XI, 305 Seiten, Leinen.
Mit Beiträgen von F. Husemann, W. Holtzapfel, W. Kaehlin, H. Klimm, H. Matthiolius, W. Pelikan, A. Selawry, W. Spieß und O. Wolff.

2. Halbband: 2. völlig neu bearbeitete und erweiterte Auflage, 816 Seiten, mit zahlreichen Abbildungen, Leinen.
Mit Beiträgen von M. Hauschka, F. Husemann, I. Knauer, R. Leroi, K. Magerstädt, E. I. Thiel, R. Treichler und O. Wolff.

«Das Bild des Menschen als Grundlage der Heilkunst» ist das Standardwerk einer geisteswissenschaftlich erweiterten Heilkunst, Lehrbuch und Kompendium der anthroposophischen Medizin:
«Ohne Übertreibung kann man dieses Werk als einen Markstein auf dem Wege der Medizin bezeichnen, die Fülle der errungenen Einzelforschungen zu einer Ganzheit zusammenzuschauen und ein umfassendes Bild des Menschen dem ärztlichen Handeln zugrunde zu legen ... Es ist dem Verfasser gelungen aufzuzeigen, daß die anthroposophische Medizin der modernen Wissenschaft nicht widerspricht, dagegen über viele Tatsachen verfügt, welche erst durch die anthroposophische Betrachtung in einen verständlichen Zusammenhang gebracht werden können ...»   *Hippokrates*

«Man spürt auf jeder der 800 Seiten des Buches, daß hier aus Erfahrungsfülle geschrieben wurde, was sich auch aus detaillierten Therapieangaben ergibt. Das Wesentliche des Buches darf aber nicht in den Rezepten allein gesehen werden, sondern darin, daß es ein weiterer Beweis für die Fruchbarkeit einer geistgemäßen Betrachtung der Welt und des Menschenwesens ist.»   *FAZ*

VERLAG FREIES GEISTESLEBEN

Heilpädagogik aus anthroposophischer Menschenkunde

Schriftenreihe der medizinischen Sektion am Goetheanum Dornach
Herausgegeben von Georg Arnim, Hellmut Klimm und Kurt Vierl

1 Zum heilpädagogischen Kurs Rudolf Steiners

Mit Aufsätzen von Rudolf Grosse, Hellmut Klimm, Hermann Poppelbaum, Georg von Arnim, Walter Holtzapfel und Georg Unger.
120 Seiten, kartoniert.

2 Beiträge zur heilpädagogischen Methodik

Mit Aufsätzen von Hans Müller-Wiedemann, Kurt Vierl, Georg und Veronika Goelzer, und Carlo Pietzner.
120 Seiten, kartoniert.

3 Die Bewegungshieroglyphe als Spiegel von Krankheitsbildern

Ein Beitrag zum Heilpädagogischen Kurs von Rudolf Steiner.
Von HERMANN KIRCHNER.
173 Seiten mit 256 Abbildungen.

4 Sprachverständnis und Sprachbehandlung in der Heilpädagogik

Von KARL KÖNIG, GEORG VON ARNIM, URSULA HERBERG.

Sprache und Sprechen / Der Sprachsinn – Entwicklung und Störungen / Neue Ansätze zur Sprachtherapie.
119 Seiten, kartoniert.

5 Sinnesentwicklung und Leiberfahrung

Heilpädagogische Gesichtspunkte zur Sinneslehre Rudolf Steiners.
Von KARL KÖNIG.
Herausgegeben und mit einem Aufsatz von Georg von Arnim:
»Körperschema und Leibessinne«.
2.Auflage, 124 Seiten, kartoniert.

VERLAG FREIES GEISTESLEBEN